U0484493

名医讲堂 求医助己 系列

腰椎病
防治与康复

赵 平 著

中国科学技术出版社
·北 京·

图书在版编目（CIP）数据

腰椎病防治与康复／赵平著. —北京：中国科学技术出版社，2015.1（2020.5重印）
ISBN 978-7-5046-6744-1

Ⅰ.①腰… Ⅱ.①赵… Ⅲ.①腰椎-脊椎病-防治 ②腰椎-脊椎病-康复 Ⅳ.① R681.5

中国版本图书馆CIP数据核字（2014）第250073号

策划编辑	张　楠
责任编辑	张　楠
责任校对	孟华英
责任印制	李晓霖
装帧设计	中文天地

出　　版	中国科学技术出版社
发　　行	中国科学技术出版社有限公司发行部
地　　址	北京市海淀区中关村南大街16号
邮　　编	100081
发行电话	010-62173865
传　　真	010-62173081
网　　址	http://www.cspbooks.com.cn

开　　本	787mm×1092mm　1/16
字　　数	122千字
印　　张	10.25
版　　次	2015年2月第1版
印　　次	2020年5月第3次印刷
印　　刷	北京长宁印刷有限公司
书　　号	ISBN 978-7-5046-6744-1 / R · 1794
定　　价	35.00元

（凡购买本社图书，如有缺页、倒页、脱页者，本社发行部负责调换）

序

从流行病学角度看，无论是发病人群的普遍性，还是波及年龄层次的广泛性，腰椎病都可以被称为万病之首，其发病率远远高于大家熟知的心脑血管疾病。虽然腰椎病一般不至于造成致命损伤，但所带来的痛苦和直接经济损失却十分惊人，称其为"全民公敌"一点儿不为过。作者曾在出版的科普专著《挺起健康的脊梁——颈肩腰腿痛防治手册》中专门对其做过篇幅不菲的介绍。但是，即便是编辑出版这部科普专著的编辑们在熟读作品后还是不断"中招"，因此，希望作者能够就腰椎病的诊治与预防等相关知识独立成册，以飨读者。

科学的发展犹如日月更替，临床医学亦是如此。对于腰椎病的认识不仅变化神速，还时常伴有争执和悖论。探究其原因，作者认为有以下两点。

1. 腰椎病机制复杂，有太多的临床专科参与其中，由于获得医学各专业精英们的极度关注，基础及临床科研一直在此聚焦，因而成果频现，自然带动了基本认知的更新和改变。

2. 由于腰椎病患病者众多，巨大的医疗市场必然引来无数期待丰厚回报的"投资"，因此带来诊治手段的匆匆上马，难免良莠不齐或论证不足，自然争议难免，甚至造就了一批媒体上的"专家学者"和急功近利的投机行为。

作为专科临床的一线医生，作者每日都要接待海量的腰椎病患者，接诊过程中常要面对患者的那些混沌不清的疑问和纠结而煞费口舌，的确很想借一本专著向患者和广大读者传达临床专科医生对于"腰椎病"的基本认识，冀望读者可以少走弯路，也为同道们抛砖引玉。

总之，且不谈"救死扶伤"和"治病救人"的大道理，单从实效角度看，作者认为一部临床医学科普著作至少有以下两方面的收获：

读者——提高了疾病"觉悟"，即使未能做到防患于未然，也做到了亡羊补牢！

医者——有利于跨越与患者的沟通屏障，有利于巩固和提高疗效！

赵 平
2019 年 10 月

目 录

第 1 章　概论 / 1

1　腰椎病的起源与历史 / 1
2　治疗腰痛的专科与专家 / 3
3　从症状出发"读"懂腰椎病 / 6

第 2 章　腰椎病的症状 / 10

1　**单纯腰痛** / 10
　　症状表现 / 10
　　发生机制 / 12
　　相关诊断 / 16
　　鉴别诊断 / 18
　　选择治疗 / 19
　　康复措施 / 20
　　保健预防 / 20
2　**腰痛伴有下肢疼痛或兼有麻木** / 21
　　症状表现 / 21
　　发生机制 / 21
　　相关诊断 / 24
　　鉴别诊断 / 36
　　选择治疗 / 37
　　康复措施 / 38
　　保健预防 / 39

3 腰腿痛伴有大小便异常（或兼性功能障碍）/ 39
　　症状表现 / 39
　　发生机制 / 40
　　相关诊断 / 41
　　鉴别诊断 / 43
　　选择治疗 / 44
　　康复措施 / 45
　　保健预防 / 45

4 腰腿痛伴有足下垂 / 46
　　症状表现 / 46
　　发生机制 / 46
　　相关诊断 / 47
　　鉴别诊断 / 48
　　选择治疗 / 49
　　康复措施 / 50
　　保健预防 / 50

第 3 章　选择恰当的治疗 / 51

1 非结构干预类保守治疗的基本方法 / 52
　　支具固定 / 52
　　卧床 / 52
　　药物 / 53
　　针灸（针刀）/ 54
　　封闭 / 56
　　理疗 / 57
　　非结构干预保守治疗的缺憾 / 58

2 结构干预类保守治疗的基本方法 / 59
　　牵引 / 59

手法治疗 / 61

第 4 章 常见脊柱疾病临床问题的误区 / 65

第 5 章 脊柱的维护和保养 / 82

    1 **腰椎病康复保健的相关概念** / 83
        症状期 / 83
        康复期 / 84
    2 **腰椎病症状期的康复原则** / 85
        急性症状期注意事项及康复原则 / 85
        慢性症状期的康复原则 / 89
    3 **腰椎病康复期的康复原则** / 91
        康复早期的康复原则 / 91
        康复后期的康复原则 / 93
    4 **腰椎病基本康复训练图解** / 95
        腰椎关节开合训练 I（"慢骑马"运动）/ 95
        腰椎关节开合训练 II（加强"慢骑马"运动）/ 97
        腰椎关节开合训练 III（极限后伸展弯腰运动）/ 98
        自重牵引 / 99
        弯腰压腹训练 / 100
        矫形鞋行走训练 / 101
        坐位垫臀训练 / 102
        腰背部背伸肌力训练 / 103
        腰背部肌群牵张训练 / 105
        盆带肌群训练（抱膝训练和压膝训练）/ 106
        坐位抬腿训练（简易腰椎固有肌训练）/ 108
        单足立位训练（简易不对称腰椎固有肌训练）/ 109

借助运动器械训练 / 109
　　　弹力带训练 / 112
　5 **腰脊柱保健性训练的建议** / 117
　　　康复三原则 / 117
　　　阶梯训练的原则及方法 / 117
　　　竞技体育与脊柱健康 / 120
　6 **健康脊柱的保健常识** / 121
　　　脊柱功能的维护原则 / 121
　　　日常生活中的脊柱保健 / 124
　7 **不同人群的脊柱保健** / 132
　　　年龄划分 / 133
　　　性别划分 / 136
　　　职业划分 / 136

附录 1　腰椎病患者的运动处方及注意事项 / 138

附录 2　临床观察与记录 / 143

结语 / 145
参考文献 / 146
图题索引 / 149

第1章 概 论

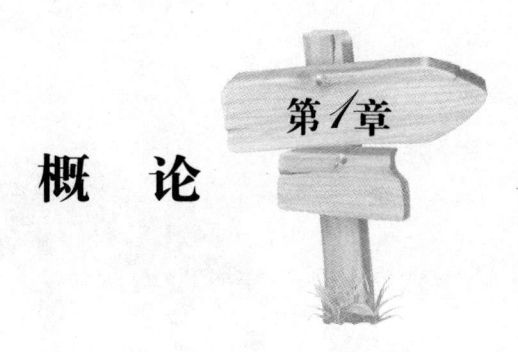

作者提示

任何事物的产生、发展都有其原因，腰椎病也不例外。源于何因？生于何故？回答了这两个问题，读者就能恰如其分地认识腰椎病，不轻视，也不恐惧。同时，也可以理解为什么医院里有那么多的医学专科关注本病，有那么多的专家权威观点相左。

1 腰椎病的起源与历史

人类日常生活中最为常见的腰痛十有八九是腰脊柱劳损退变性疾病（腰椎病）造成的。这类腰椎问题的根源可以追溯到人类进化的原始阶段，也就是说，我们现在面对的许多腰椎问题主要归源于人类脊柱进化的未完善状态。依据物种起源，人类是从爬行类脊椎动物进化而来的。而我们所知道的最早的爬行类脊椎动物应该是恐龙。从至少3亿年前的化石标本可以看出，恐龙的脊椎骨骼形态和当代爬行动物

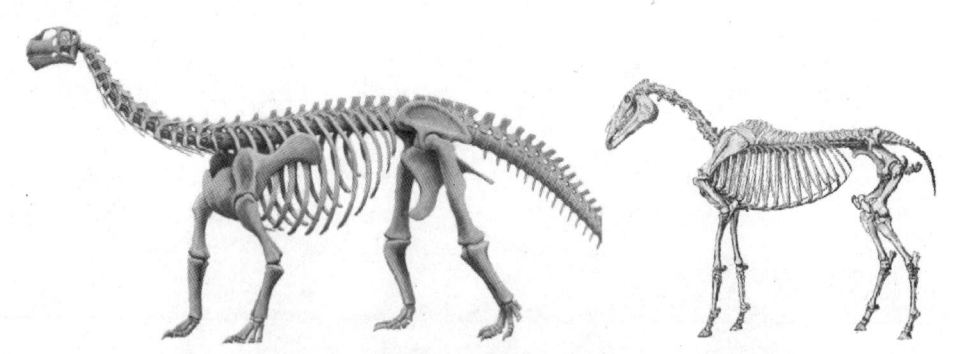

图 1-1　远古的恐龙脊椎和当代爬行动物（马）的脊椎比较

的脊椎架构已基本一致（图 1-1），这就说明爬行类脊椎动物的脊柱进化至少已经 3 亿年了，自然相当的完善。

从考古证据上看，爬行猿的历史至少有 2400 万～3300 万年。如果从生物进化角度上看，算是比较长的历史阶段，这为类人猿的脊柱进化提供了相对充足的时间。相比之下，直立类人猿的历史有 400 多万年，而直立人的历史不过 100 多万年，以进化史的角度看，这点儿时间，远不足以使脊柱结构得以充分进化以适应直立活动的需要。到目前为止，我们现代人类的脊柱基本结构与其他爬行脊椎动物仍然没有太大的区别（图 1-2）。也就是说，本适应于爬行的脊柱，其椎体及椎间盘等基本结构还不能胜任直立现代人的需要，这也是为什么当代人类容易遭受腰椎损伤与劳损性疾病的困扰，并为此付出极大代价的原因。而近 200 年来，人类又开始逐渐放弃直立的工作与生活状态，改为以坐位为主的生活与工作方式，从生物进化角度看，这给正在努力适应直立生存状态

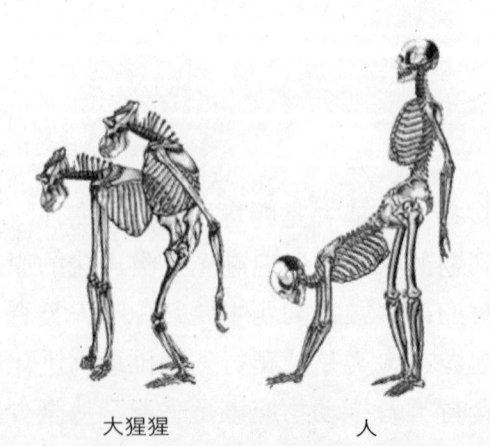

大猩猩　　　人
图 1-2　人类与大猩猩骨骼比较

的脊柱再添障碍，成为人类腰痛疾病的罪魁祸首。

需要指出的是，虽然脊柱的力学失常始终严重困扰着直立人类的生存状态，但是，凭借与生俱来的生物学适应潜质和自然代偿能力，人类通过躯干肌肉和椎旁韧带协调能力的提高，已经相对适应了直立状态的劳作与生活，甚至开始顽强地面对坐位生活和工作方式的严峻挑战。

根据美国国家安全局最近的调查，单纯由于腰椎问题所造成的工伤占整个工伤比例的31%。为此，雇主为受伤工人每年将付出21.6亿美元的直接赔偿金。而各个企业的间接损失每年高达100亿美元。美国骨科学会近些年的报告指出，美国全国人口中有80%（相当于2.088亿人）在一生中的某个阶段会出现腰痛。每年约有600万美国人会因为腰椎病去看医生。为此，单纯保险公司每年赔付医药费就高达11.5亿美元。这还不包括工伤赔偿。

其实，世界各国的数据都差不多。由于种种原因，我国卫生部门并没有做过数据统计，但几乎所有的脊柱疾病相关科室的医生都有共识：腰椎病患者数目庞大，甚至可能占据单纯骨科日常门诊量的50%以上；而且，由此类疾病衍生的问题数量更加惊人。从流行病学角度总结腰椎病的特征，主要有如下三点：①绝大多数人在其一生中总要遇上脊柱劳损退变相关性的腰痛。②任何年龄层次（除幼年以外）都不能幸免脊柱劳损退变相关性的腰痛。③任何阶层和职业都是脊柱劳损退变相关性腰痛的高发人群。

❷ 治疗腰痛的专科与专家

从一般常识上看，比较单纯的疾病往往只需要看一个专科，用一两种方法就可以解决问题。比如：患者得了阑尾炎，只需到普通外科看病，治疗上多采用保守消炎或者外科开刀。而脊柱相关性腰腿痛则不然，许多专科和众多医生都投入诊治和研究大军之中。以我国为例，可以发现医院里有如下科室与治疗腰痛有关：骨科、脊柱外科、中医骨伤科、软伤科、中医科、针灸科、推拿按摩科、理疗科、康复科、疼痛科等。这既说明本病患者众多，也说明其涉及的医学专科领域比较广泛；或者说，这类疾病的治疗相对复杂和困难，从而大大增加了患者在选择治疗和选择医生上的难度，当然也就增加了许多烦恼。

几乎每个慢性腰椎病患者都可能经历多种诊治方式：先从朋友那里听到某种方法或某个"高人"可以治疗腰椎病，且方法独到，药（手）到病除。但是，当自己千里迢迢、期待满满地赶过去，尝试后并非像期待的那么好，继而大失所望，甚至感到自己好像被"忽悠"了。但如此寻觅"高人"或"高招"的经历还会不断重复。

这是为什么呢？道理很简单，腰椎病的病理十分复杂，临床表现也千差万别，同症不同病（症状相同而诊断不同）或同病不同症（诊断相同而症状不同）的情况比比皆是。他人此方有效并非己用也有效。仅仅一个"腰痛"症状就既可能源于肌肉、韧带、软骨、间盘纤维环、髓核、关节囊等各个因素，也可能源于神经根、神经支、脊髓、脊膜、神经交通支、静脉瘀血或动脉充血等各个方面；既可能源于上述各种元素不同排列组合而发生的复合损伤，还可能源于各种脊柱椎管内外的"占位性病变"（如各种良、恶性肿瘤）；既可能源于某些内脏疾病向腰部产生的局部反应，也可能源于全身性免疫系统疾病在腰椎区域的症状投射。太多的病因病理变数自然为疾病诊断和治疗带来了巨大的困难，却也为各个不同的医学专科提供了自己特定的舞台。每个特定专科的专家们都拥有自己相对独特专一的疾病辨识能力，但由于现代医学科学的分科特性，也使得各科专家的视角难免相对局限。我们都知道，在现代科技高度发展的临床医学科学领域，找到一位通晓各个领域、各个学科的全方位医疗专家是不可能的。暂且以"推拿"领域的专家做比喻，找到一位通晓本专业所有推拿手法的专家是不存在的。这就是说，一个专家恐怕只能在一个比较局限的领域里精通某一种治疗。如果该专家可以比较客观地认识到自身的不足和比较及时地介绍患者在适当的时候去接受或选择适当的其他检查或治疗，那已经是非常英明的顶级大夫了。

下面的经历在临床上经常会遇到，借此您可以管窥现实中的"专家"和现实中有关腰椎病的临床医学认识。

2007年年初，有一位国内著名的外科专家因为腰痛而卧床不起，经核磁共振（MRI）扫描发现，腰椎第4～5节段之间的椎间盘发生突出，属于最常见的"旁中央型"，突出髓核向椎管内突出的矢状径达12毫米。为慎重起见，所在医院请了5位国内著名的脊柱外科和保守治疗权威专家进行会诊，会诊由一位骨科学院士主持，级别之高前所未有。会诊后的诊断十分明确：腰椎间盘突出症。但采用何种治疗却出现了严重的分歧。其中，2位专家建议立即手术治疗，2位建议应该保守治疗，1位专家则建议既可保守也可以手术治疗。会诊后有人半开玩笑地说，手术和保守两种意见"打成"平手，最后还是要看患者本人的意愿。作为一名著名的外科医生，患者本人面对两种完全相左且"势均力敌"的意见也纠结着……尽管后来患者还是选择了保守治疗，但这件事使我们清楚地看到医学界关于腰椎病治疗的学术争议。

在腰椎病治疗问题上的学术争议，意味着患者在面对不同专业的临床专家时，经常会发现"公说公有理，婆说婆有理"的现象，这种不同学科南辕北辙的疾病认识和治疗原则，对于普通患者更是莫衷一是，雾里看花，反复踱步于多家专科之间，不知应该推开哪扇门（图1-3）！

学术领域的争议和混乱也反映出医学科学发展的局限性。正如

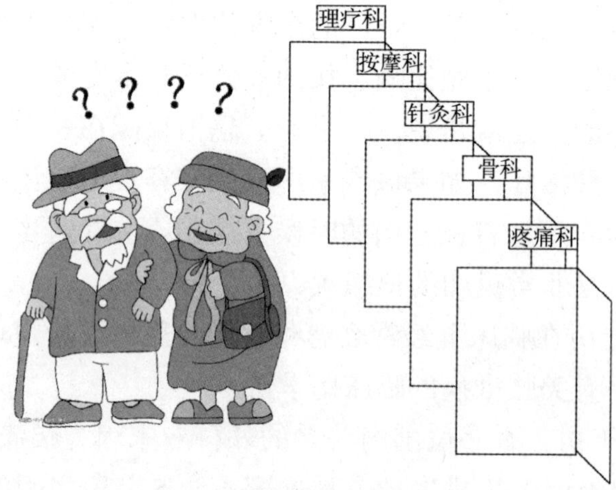

图 1-3 我们到底应该推开哪扇门

有人早已预言的那样，天地间有两件事可能永远无法穷其究竟，一是浩瀚的宇宙，二是复杂的生命。脊柱劳损退变相关性腰痛就是诸多难以琢磨的生命现象之一，距离完全解密仍然尚需时日。当然，大众百姓最想了解的并非是解密疾病的密码，而是如何避免或消除自己的痛苦，包括：①找谁能够比较科学地发现病痛的根源？②如何做才能比较安全、合理地解除腰痛的折磨？③如何预防才能在以后尽量避免再度受到腰痛的困扰？

本书试着从一线专科临床医生的角度回答这些问题。

3 从症状出发"读"懂腰椎病

市场上有关脊柱劳损退变相关性腰腿痛的学术专著多达数百种，其科普类的著作也不下几十种，大多都是从疾病这个环节入手讲述问题的。也就是说，一般的科普著作都是按照医学生的学习思路进行系统阐述的。先以疾病的名称引入正题，再告诉你如何诊断、治疗、康复和预防。由于医学生都经历过系统的临床基础知识的学习，可以结合相关知识进行分析整理，最终达到对疾病的认识和了解。但作为没有医学背景的患者来讲，头脑中对疾病的生理病理概念基本是一片空白。那么，这种疾病引导的解读方式就可能给患者带来先入为主的思维，容易强制自己对号入座。

比如，腰椎间盘突出症的患者可以出现几乎各种各样的症状，包括腰部症候群（腰骶区的疼痛）、下肢症候群（下肢的疼痛、麻木不适等）、盆带症候群（臀部的疼痛）、腰椎交感神经紊乱症候群（胃肠功能紊乱等）、马尾神经损伤症候群（下肢无力、行走不稳、大小便异常或失禁等）等。但这些症候群也可以在其他许多疾病中出现，而患者一般缺少医学常识，一旦出现上述类似症状的情况，又先入为主地看到了"腰椎间盘突出症"这一章，就会很自然地对号入座。殊不知，其他许多疾病也可以出现这些症状，也许根本就不是腰椎病。因此，由强制对号所获得的知识和治疗建议，很可能会走弯路。本书试图还原正常人群患病后的思考逻辑，顺着患者的思维进行逐步分析和思考，抽丝剥茧，从症状发生的始端，走过初步鉴别的中段，最终走向了解疾病和预防疾病的终点（图1-4）。

实际上，以症状学为基础的临床过程也是一线临床医生诊病断案的思维过程，这种表述分析方式，也会为临床一线医生提供临诊手册样的帮助。

常人患病和医生诊病首先遇到的当然是症状，如何收集症状带来的信息是认识疾病的首要之举。如果信息收集无误，疾病的诊断就有了方向和基础。随着症状分析的深入，患者问题的冰山一角就开始逐渐展现，当通过分析认识到了"冰山"全部的时候，治疗的方向和原则自然也就确定了。根据这个思路，本书在其主要篇幅中以常见的腰腿痛症状群作为核心环节，通过专业角度进行比较通俗的分析和鉴

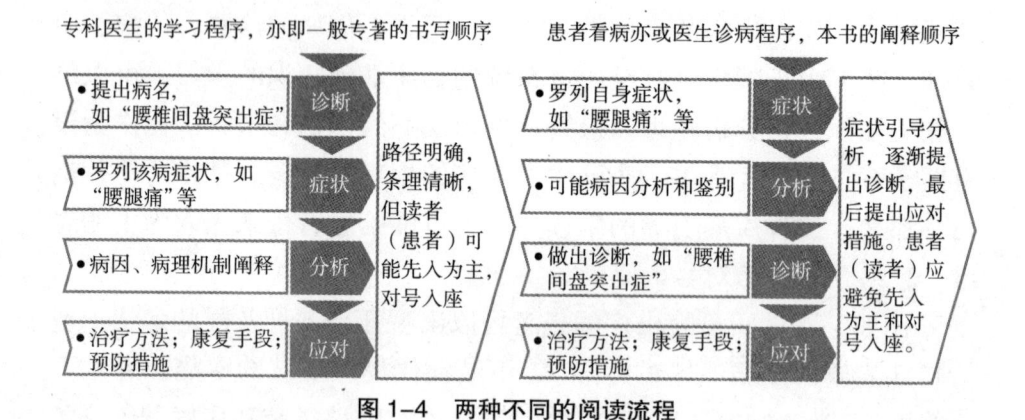

```
专科医生的学习程序，亦即一般专著的书写顺序        患者看病亦或医生诊病程序，本书的阐释顺序

• 提出病名，        诊断                    • 罗列自身症状，      症状
  如"腰椎间盘突出症"   路径明确，             如"腰腿痛"等        症状引导分析，
                    条理清晰，                                  逐渐提
• 罗列该病症状，如   症状  但读者          • 可能病因分析和鉴别   分析  出诊断，最
  "腰腿痛"等              （患者）可                             后提出应对
                        能先入为主，         • 做出诊断，如"腰椎  诊断  措施。患者
• 病因、病理机制阐释  分析  对号入座。         间盘突出症"         （读者）应
                                                              避免先入
• 治疗方法；康复手段； 应对               • 治疗方法；康复手段；  应对  为主和对号
  预防措施                                 预防措施                  入座。
```

图1-4 两种不同的阅读流程

别，可能对患者如何看病及医生如何识病都有帮助，更能体现出一本医学科普手册应该具备的现实指导意义。

另外，本书作者还针对患者经常遇到的临床争议性问题提出许多自己的观点，并根据几十年的临床经验提出一些具有操作性的预防保健的建议。

在本书的疾病症状描述部分，作者使用了发病"星级"指数的概念。主要目的是想通过一个比较形象的符号，提示读者某种疾病可能发生的频率。这个星级指数并非来源于流行病学调查（一种常用的医学科学关于发病率的统计分析方法），而是凭借作者及广大专科医生的临床经验做出的一种估计，通过这种提示，使患者明确自己出现的症状最有可能属于哪种疾病。同时，也提醒患者还可能有哪些疾病需要排除。另外，通过这种比较醒目的提示，有其他疾病的读者也可以清楚地了解某种症状群应该与哪些疾病进行鉴别，各种疾病的可能性有多大。星越多代表越常见，星越少代表相对少见。但星的多少与疾病的严重程度并不相关。

另外需要指出的是，某种症状在腰痛专科门诊中或许是较为少见的症状，但在其他专科则可能并不少见。比如，源于肾病而出现的腰痛，患者首先到腰痛专科门诊的概率很低，所以星级指数很低，但在肾病专科却相对较高。因为，这些肾病患者往往首先出现泌尿系统的症状，提醒其直接找肾病专科医生看病。单纯出现腰痛的患者相对较少。以下是不同星级的代表含义。

☆：极少出现，颈腰痛专科医生或许多年都难以遇上1例，如心因性腰痛（亦即心理学所谓的"躯体形式疼痛障碍"）。

☆☆：比较少见，颈腰痛专科医生数月内才能遇上1例。如不安腿综合征（一种神经科疾病）。

☆☆☆：比较常见，颈腰痛专科医生每天都会遇到几例，如腰椎椎管狭窄症。

☆☆☆☆：很常见，颈腰痛专科医生的主要"对手"，如腰椎间盘突出症。

☆☆☆☆☆：非常多见，非专科医生也经常遇到，且社会知名度也很高，如慢性腰痛。

第2章 腰椎病的症状

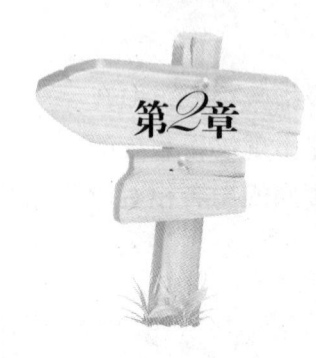

作者提示

腰椎病的相关症候群是临床上最为常见的脊柱力学结构紊乱症候群，不仅发生率高，涉及的病理因素多，发病年龄广泛，鉴别诊断复杂，还比较容易发生严重的并发症。无论是椎管外的肌肉、韧带、关节囊、外周神经支，还是椎管内血管、神经根、马尾神经组织等结构，都会通过各种排列组合的症状表现形式，向患者和医生发难。在本章，作者根据几十年的临床实战经验，对最为常见的腰椎病症候组合形式进行分析和解惑。

1 单纯腰痛

症状表现

源于脊柱问题的腰部疼痛是临床上极为常见的症状之一。俗语说："患者腰痛，医生头痛"，说明腰痛的原因比较复杂，诊断和治疗都比较困难。一般来讲，相当一部分腰痛直接来源于脊柱力学问题，其临床表现主要有如下几种情况。

（1）各种急性损伤（包括抬举重物、扭腰动作等）后出现腰部剧烈疼痛，活动受限。不仅翻身困难，甚至无法起坐或站立。

（2）某种不协调动作诱发腰部不适或疼痛，诸如弯腰拾物、行走踏空、上下汽车、咳嗽、喷嚏、翻身等动作。疼痛可能会迅速或逐渐演变成比较剧烈的腰部疼痛。有时，不协调动作发生很长时间后才会出现腰背部疼痛，并逐渐加重。延迟的时间有时是几个小时、也有时是1天，但一般不会超过2天。往往在损伤次日凌晨起床时达到极致，甚至起床及更衣都困难。

（3）受凉或受潮后诱发腰部疼痛，尤其是疲劳后受凉腰痛更为明显。比如吹空调、电风扇、穿堂风，睡眠时忘记关窗户等。这种腰痛不一定非常剧烈，但常常不易康复，有时会转成慢性。

（4）有时患者会"无缘无故"地感觉到腰背部疼痛，并难以找到明确的诱因。通过休息或口服止痛药物，疼痛可以得到缓解，但仔细回顾病史，往往可以发现曾经有过疲劳和受凉或生活不规律，或一段时间身体不适，或曾经患过其他疾病等。

（5）日常活动状态下，平时患者并无明显疼痛，甚至打球、跳舞、游泳等比较激烈的运动都不受影响。但卧床时间较长或坐位时间较长的时候，患者则可能出现非常明显的腰背部疼痛。早晨起床时经常会有明显的晨僵，即起床后腰背部僵硬疼痛，甚至不能行走，需要缓慢行走几分钟甚至几十分钟，疼痛才能逐渐缓解。有些患者在久坐状态突然站起时，也会出现无法立即挺立身躯的腰背痛。

发生机制

1. 解剖基础

腰椎位于脊柱的最下端，共有 5 节，是整个脊柱区域内最为粗壮硕大的部分。每一个椎节都由椎体和后关节突两个部分构成，椎节之间通过椎体下面的椎间盘和后关节突之间的关节相连接（图 2-1）。

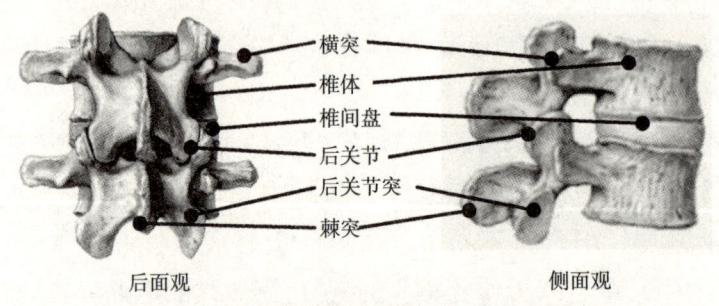

横突
椎体
椎间盘
后关节
后关节突
棘突

后面观　　　　　　　　　　　　侧面观

图 2-1　两个椎节组成腰椎关节的基本要素

腰椎与胸椎不同，没有胸廓肋骨在两边连接和支撑，其运动幅度很大，灵活度很高，有利于躯干的左右旋转和弯曲，增加人体的运动功能。腰椎与同样没有肋骨支撑保护的颈椎也不同，其椎体更加敦实厚重，椎体间的缝隙（椎间隙）更宽，椎间盘自然也是整个脊柱椎节中最大和最厚实的，比较符合腰椎所具有的最主要的功能——载荷。运动范围较大且载荷能力极强的腰椎，为人类的直立状态获得了最大的生物功效。为了降低运动、载荷双重任务带来的各种损伤概率，腰椎周围已经开始逐渐进化出既有韧性、又有弹性的韧带和肌肉组织。尤其是肌肉组织，由内到外具有细致的分工，内层附着在椎节间的小肌肉非常富有弹性，对于腰椎在静态下维系椎间关节的力学平衡非常重要。从力学角度上看，脊柱周围的这些短小、细微而强健的韧带和肌肉（棘突间肌、回旋肌、多裂肌、关节囊等）主要维系着脊柱静止状态下（如站立、坐位等）的力学平衡，而在外层的、粗大宽厚、距离脊柱骨性结构较远的肌肉组织（如骶棘肌、阔背肌、斜方肌、腰大肌等）则主要承担脊柱的运动状态（如弯腰、扭身等）下的载荷功能。另外，和脊柱其他椎节一样，在腰椎后关节上覆盖的韧带（关节囊）及其他软组织上也分布有非常丰富的神经纤维，称为腰神经后支。这些神经属于混合神经，既有传导运动指令的运动神经，也有传导感觉指令的感觉神经，它们对感受关节各种刺激信号和驱动关节运动都非常重要（图2-2）。

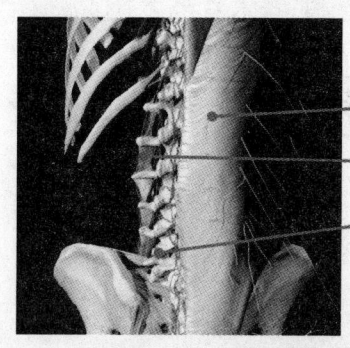

图2-2 腰椎肌肉与韧带

2. 疾病原因

相对于脊柱其他部分来讲，腰椎不仅灵活度比较高，且承重负荷也更大。"灵活运动"和"稳定承重"这两个因素其实是有些矛盾的，如何形成协调平衡并非易事。这既是人类进化到直立生存状态以后最难以适应的生物学改变，也是到目前为止，人类的脊柱进化进程中尚未完全逾越的障碍之一。换句话说，原先爬行状态下无须太多承重和屈伸扭转活动的腰椎结构，还未完全适应这两种新的生命选择。为了实现这个艰难的平衡，承重的腰椎关节本体结构（包括椎体、间盘和后关节等）必须与其周围附着的韧带和肌肉组织之间达成一种协调统一，最大限度地应对各种载荷状态下的应力牵拉和扭曲，维系承重与运动的平衡状态，即：人类整个脊柱的各个区域都是在"灵活运动"与"稳定承重"这一对辨证的关系中生存并不断进化着。作者形象地将脊柱骨性结构比作"硬件"，将周围附着的软组织比作"软件"，软硬匹配，相得益彰；软硬失调，脊柱失常。二者的平衡是脊柱力学稳定之根，也是预防脊柱退变疾病之本。

但是，从现实意义上讲，脊柱力学平衡只是相对的，在"危机四伏"的脊柱生物力学生存环境中，腰椎的力学失常或失衡是无法避免的、是绝对存在的。诸如搬抬重物造成的腰椎关节的急性损伤，躬身劳作造成的腰背肌肉的积累性劳损，无时不在的不良姿态造成的脊柱形态畸形，无时不有的不协调动作造成的微小韧带损伤……都会不断地对腰椎的基本椎节的各个组成部分造成伤害。腰椎正是在这种不断应对各种损伤的环境中成长和衰老的，从青少年的"亭亭玉立""高大挺拔"，一路走向"身形疲惫""千疮百孔"，正常成人的腰椎都会毫无例外地留下应对各种损伤的痕迹（图2-3）。这种人类机体自然调动起的防御反应，有时并不一定产生十分明显的临床症状，其基本过程如图2-4所示。

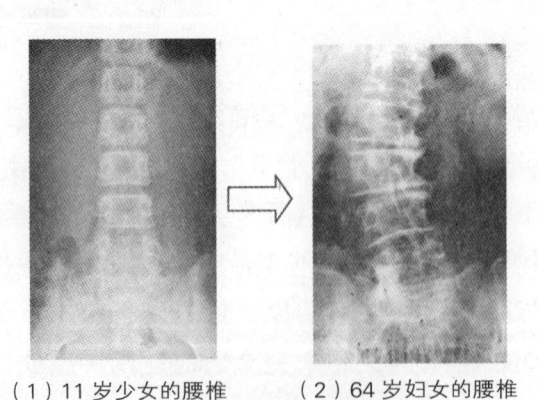

（1）11岁少女的腰椎　　（2）64岁妇女的腰椎

图2-3　脊柱退变的历程

由于腰椎后关节是腰椎乃至整个脊柱的力学枢纽之一，所以，凡是腰椎（甚或整个脊柱）区域的任何与力学相关的损伤问题都与腰椎后关节有关，都存在腰椎后关节力学关系紊乱（俗称关节错位）问题。当然，如果原因不同，诊断也会不尽相同，医生会根据损伤的原因或部位来界定诊断，如下面提到的棘上韧带损伤、腰三横突损伤、梨状肌损伤、臀中肌损伤等不同诊断都会造成关节错位（腰椎后关节

第2章 腰椎病的症状

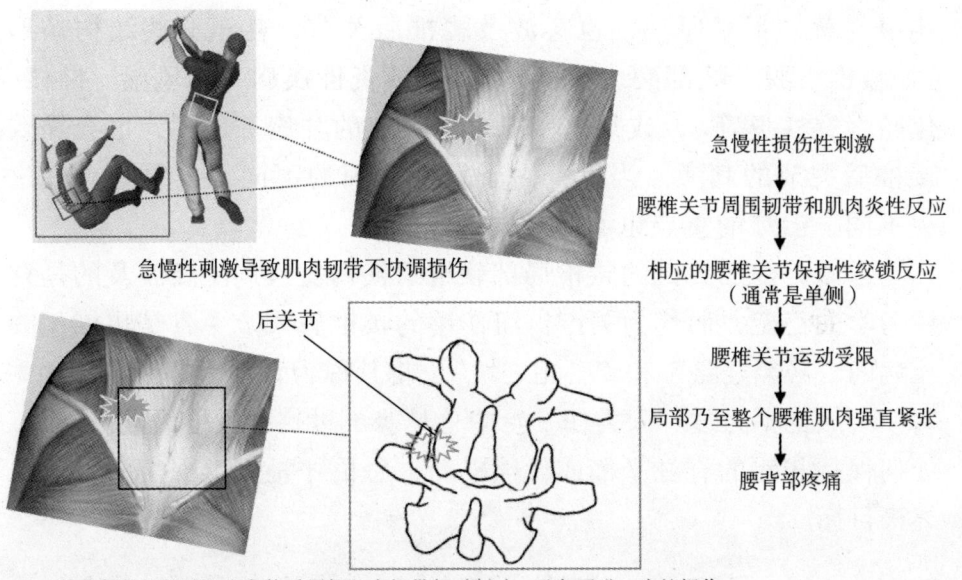

急慢性刺激导致肌肉韧带不协调损伤

后关节

关节保护性绞锁和痉挛使受累侧肌肉韧带相对制动，避免了进一步的损伤，但同时也影响了局部血液循环，延缓了局部损伤的修复

急慢性损伤性刺激
↓
腰椎关节周围韧带和肌肉炎性反应
↓
相应的腰椎关节保护性绞锁反应
（通常是单侧）
↓
腰椎关节运动受限
↓
局部乃至整个腰椎肌肉强直紧张
↓
腰背部疼痛

图 2-4 急慢性损伤性刺激导致腰背痛的示意图

的紊乱）。诊断结果虽然体现不出腰椎后关节问题，但从临床实际上看，这些腰椎相关的损伤无一例外地都会对腰椎后关节产生力学影响（图 2-5）。也就是说，腰椎后关节紊乱既可以是周边软组织结构损伤导致的结果，也可以是周边其他软组织结构损伤产生的原因。还有一些腰椎神经根损伤类疾病，如腰椎间盘突出、腰椎管

腰三横突损伤
棘上韧带损伤
臀上皮神经损伤
髂腰韧带损伤
臀中肌损伤
梨状肌损伤

腰椎后关节紊乱

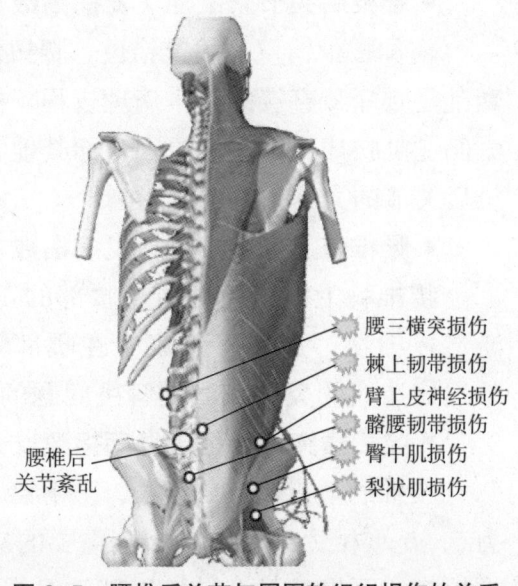

图 2-5 腰椎后关节与周围软组织损伤的关系

15

狭窄、黄韧带肥厚等，也会波及腰椎后关节，甚至某些结构畸形（如腰椎滑脱、峡部裂、半椎体等），或炎性疾病（如风湿、结核、化脓性脊柱炎等），或某些侵犯脊柱关节的肿瘤等疾病，也会导致腰椎后关节的刺激。当然，由于发生原因的不同，主要的病理过程不同，治疗的重点也不尽相同。

总之，前面提到的腰椎局部软组织损伤类疾病主要波及的是脊柱力学的稳定，而作为关键枢纽作用的腰椎后关节一直是腰椎相关疾病的"必经之路"和"必犯之城"，将其称为脊柱力学稳定的"要塞"一点也不为过。人类在一生中总是躲不过这种腰椎的失衡问题，如何保持相对的脊柱平衡或代偿平衡，恐怕才是人类现实中追求的终极目标。

相关诊断

● **腰椎后关节紊乱症（发病指数☆☆☆☆☆）**

俗称腰椎错位、关节错位、腰扭伤、腰背筋膜炎等。腰椎后关节紊乱是腰痛最直接的基本病理过程。换句话说，腰椎后关节出现的力学问题是腰痛最常见的原因。而其他各种因素导致的腰痛，又会对腰椎后关节的力学状态造成影响。

● **腰椎棘上韧带损伤（发病指数☆☆）**

腰椎棘上韧带正好位于腰部的正中部位，可以直接因为牵拉刺激造成损伤，疼痛自然集中在腰部（图2-5）。此时，消除棘上韧带损伤造成的炎性刺激是解决问题的关键。

● **腰三横突综合征（发病指数☆☆）**

腰椎的第三横突比较长，上下穿行的椎旁肌肉都在此处附着"借力"，是腰椎力学系统中十分重要的应力点，很容易因为牵拉刺激造成损伤。而损伤又会导致局部软组织炎性刺激，进而激发疼痛反应。

当然，也会同时激发相应的腰椎后关节刺激反应（图 2-5）。除了腰椎后关节刺激反应性腰痛以外，本病还会出现因神经干刺激导致的下肢疼痛。具体的病理过程详见下一节。

● **腰椎间盘突出症（发病指数 ☆☆☆☆）**

腰椎间盘突出也会造成相应腰椎节段的关节刺激和局部软组织刺激，进而引发腰痛，大部分患者还会伴有更为严重的神经根刺激，表现为下肢疼痛或麻木（详见下一节）。有一些腰椎间盘突出症患者神经根刺激并不明显，主要表现为腰椎后关节的刺激性疼痛，这可以归类为腰椎间盘突出症的一种特殊类型。

● **腰椎滑脱症（发病指数 ☆☆）**

腰椎滑脱症指的是某个或某几个腰椎椎体向前滑脱，有时甚至造成后部结构产生断裂，也被称作"峡部裂"（图 2-6）。由于椎体滑脱导致相应节段支配下肢的神经组织受到损伤，进而使患者产生腰腿疼痛症状（详见下一节）。但也有部分患者并不出现神经损伤，仅仅表现为损伤节段的腰椎后关节紊乱（错位）征象，表现为局部的腰痛症状。这种情况大多数患者都可以进行保守治疗。

从脊柱生物力学角度考虑的腰痛问题还有很多。只要是位于腰部脊柱周围的损伤，都必然影响到腰椎后关节的力学状态、破坏腰椎后关节的稳定，进而出现比较严重的脊柱力学失衡。当然，在某些情况下，后关节的紊乱只是某个疾病（如腰椎间盘突出症）的某个病理环节，并非整个病理过程的核心环节。

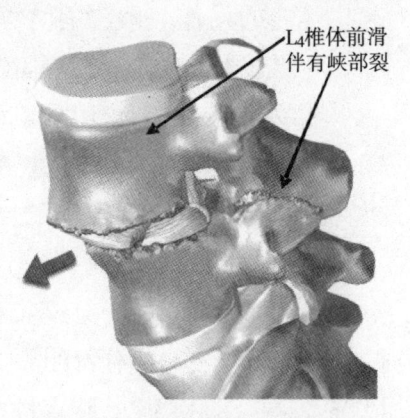

图 2-6　腰椎滑脱伴有峡部裂（L_4椎体前滑伴有峡部裂）

鉴别诊断

腰部疼痛并不一定都是腰椎力学问题，许多内脏疾病、脊柱结构破坏性疾病或肿瘤等也可以引发腰部疼痛，这类疾病对腰椎力学状态的影响仅仅是一种波及，主要病理过程的核心并不是腰椎力学问题，有必要加以鉴别。

- **反射性腰痛（发病指数☆☆☆）**

主要指腰椎毗邻内脏器官的炎性刺激波及腰椎区域的软组织结构，进而产生刺激反应，出现腰痛症状。比如，腹膜后及骨盆盆腔内的脏器疾病会波及后面相邻的腰椎周围软组织结构，进而诱发腰痛，如女性的子宫疾病、输卵管炎症、肾炎、输尿管结石等；某些肠道疾病和肝胆疾病等也可以通过自主神经的体表反射引发腰部的放散痛。这些疼痛的发作一般没有力学原因，但有时也会与腰椎的运动相关。

- **继发性腰痛（发病指数☆☆）**

骨关节及其周围组织器质性病变可能导致继发性腰痛，如腰椎结核、肿瘤、骨折等。老年患者没有明显的外伤或仅仅缘于一个微小的扭转动作也可能出现椎体的压缩性骨折，或许需要仔细鉴别。

- **炎性腰痛（发病指数☆☆）**

一些常见代谢、免疫类疾病可以引发腰椎局部（甚至是整个脊柱或四肢的关节）附着组织的刺激，也会导致比较顽固的腰痛，如风湿、类风湿疾病，强直性脊柱炎等。这类腰痛虽然可以通过详细的化验检查明确诊断，但在实际临床上，由于症状不典型很难被发现，即便在正规医院有时也会耽误一些时间。

- **心因性腰痛（发病指数☆）**

主要指心理疾病如焦虑症或抑郁症引发的腰痛，心理学称为躯体形式疼痛障碍。这种腰痛虽然比较少见，但由于患者大多第一时间是在骨科、针灸科或按摩推拿科就诊，临床鉴别比较困难，经常引发患者的长期痛苦，尤其是此类患者大多都存在某些"器质性"腰痛（疼痛症状部分源于某些腰椎关节、韧带肌肉的劳损）。患者大多做过许多次干预性治疗，如针灸、按摩、正骨、推拿等，但效果往往很不理想。患者大多还伴有睡眠不佳、易怒或情绪低落等症状。这类患者必须尽早前往心理科会诊，通过心理科专科医生的帮助才能彻底解决问题。

腰痛的鉴别诊断比较复杂，需要在正规的医院找专科医生才可能获得比较完善的检查和鉴别诊断，才可能避免误诊。尽管大多数腰痛都是脊柱力学问题引发，但是，必要的鉴别诊断是谨防意外的重要环节。

选择治疗

当诊断明确为腰椎后关节紊乱症，最适合的治疗就是脊柱手法治疗。对于比较严重的刺激症状，还需要配合药物治疗，主要治疗包括如下两点。

1. 消除炎性刺激

局部理疗、口服非甾体类消炎镇痛药物、按摩手法松解局部肌肉痉挛；还可以外用解痉消炎膏药或涂抹镇痛消肿软膏类中西药物等。比较严重的损伤也可以使用脱水治疗。

2. 松解或纠正关节绞锁状态

从前面的发病机制分析上看，急慢性损伤导致的腰椎后关节刺激性绞锁（俗称关节错位）是本病的关键环节之一。古今中外医学界的同仁们发明了许多纠正腰椎关节错位的脊柱手法，比如腰椎斜板方法（图2-7）等。不过，这些方法只有专业医生才可以使用，未经专

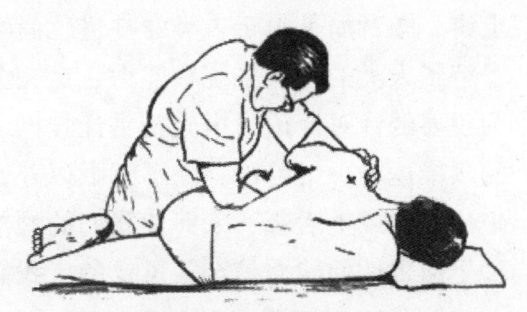

图2-7 腰椎斜板方法

业训练的人使用这些方法有可能发生意外。

一般性的急性损伤性腰痛（疼痛局限于腰椎局部，行走不受限），即便不做治疗，单纯制动或相对卧床休息，也会在1周左右得到自然缓解。但是，比较严重的腰痛，特别是那些无法行走、腰背肌板状痉挛、活动完全受限的情况，往往需要经过卧床休息和正规治疗，才可能在2~3周后缓解症状。

康复措施

有相当一部分腰痛患者处于一种反复发作的慢性状态。症状经常反复发生，除了长期腰部不适以外，甚至每年都会发生数起急性损伤。虽然，每次经过治疗均可以缓解急性症状，但很难完全祛除腰部的不适感。这种患者需要特别注意缓解期的康复训练。其实，无论哪一类患者，都不仅要重视以缓解疼痛为目的各种治疗，更要特别重视以预防复发为目的康复训练。规律性的康复训练请参考第5章的相关章节。

保健预防

腰椎后关节紊乱引发的腰背痛是人类最为常见的疾病之一。几乎所有人在生命的某一时段都会经历这种疾病。虽然，从根本意义上讲，腰背痛是由于人类脊柱进化尚不完善导致的问题，但是，如果了解了人类的代偿系统和能力，也完全可能做到防患于未然。其中最为主要的针对性预防措施就是让腰椎运动起来。相较古人，现代人类的腰椎运动少得可怜，除了睡眠以外，目前现代人类大部分时间都是坐位工作或生活着。如何使我们的腰椎保持基本的运动功能和应对各种生活事件的能力是至关重要的。我们比较推崇的基本运动原则有两条：一是"规律"，二是"适度"。如何做到"规律"和"适度"请参考第 5 章的相关章节。

② 腰痛伴有下肢疼痛或兼有麻木

症状表现

腰痛伴有下肢疼痛或麻木，或两者兼有，是一个最为常见的、源于脊柱力学紊乱的症状组合。但每个人出现这组症状的具体情况并不相同。

（1）这种症状组合的诱发原因虽然不尽相同，但不外乎着凉、扭伤、疲劳等几个方面。年轻人大多有扭伤病史，中老年人则有相当一部分并无扭伤病史，只有疲劳或着凉病史。

（2）发生症状的特点不尽相同：有人一开始就表现为腰痛伴有向下肢的放射痛或兼麻木；有人则先是发生腰痛，几小时甚或几天后再发生下肢疼痛或麻木，而疼痛和麻木在很多情况下并非同步存在；个别情况下，患者可能只有下肢疼痛，没有腰痛。

（3）发病年龄虽然可以涉及各个年龄段，但主要还是集中在中老年人，不同的年龄段发病特点也不尽一致。

发生机制

1. 解剖基础

上一节谈到，腰椎的椎体比较敦实，椎间盘比较厚重，承载能力比其他脊柱节段更为强大。但是，与颈胸椎椎管内走行的脊髓不同，腰椎椎管内主要走行的是马尾神经。所谓马尾神经，就是形态类似马尾巴的一束神经丛，起源于脊髓末端（脊髓圆锥）。脊髓末端一

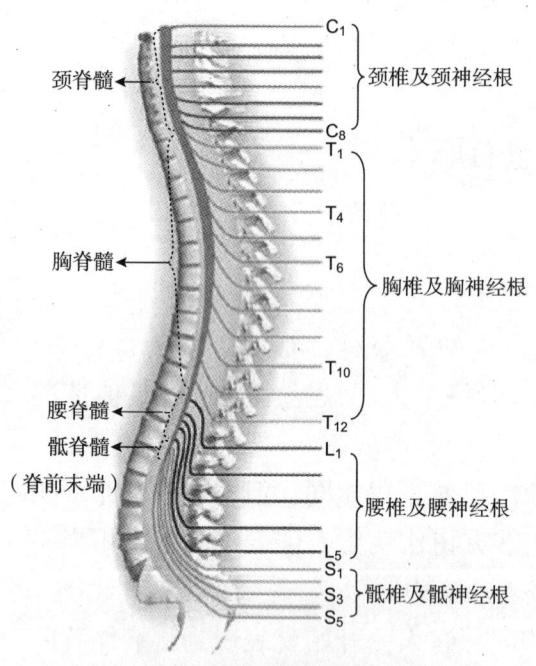

胸椎椎管内走行的是脊髓胸段和腰段的大部分

图 2-8　椎节与相应的脊髓节段的位置对应关系图

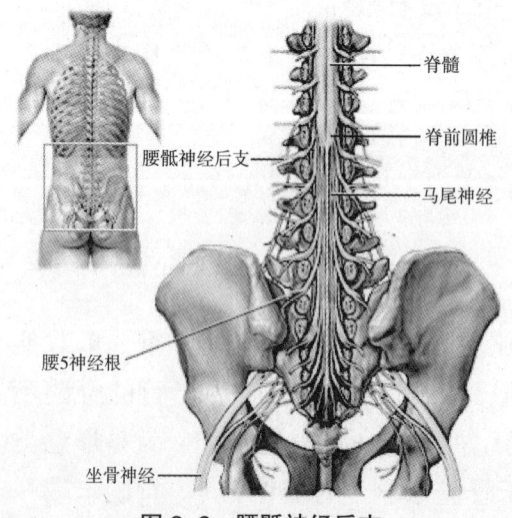

图 2-9　腰骶神经后支

般终止于腰椎的起始段，大概相当于第 1、2 腰椎的位置。为什么脊髓的长度不如脊柱的长度长？这与人类生长发育过程中，脊髓与脊柱的发育生长速度不一致有关。婴儿刚刚出生时，脊髓与脊柱的长度基本相当。但在后来的生长发育过程中，脊髓生长长度比脊柱少很多。所以，成年以后的脊柱远远长于脊髓。整个脊柱与脊髓的对应情况参见图 2-8。由于这种生理现象，使得腰骶段脊髓所发出的神经组织必须在椎管内穿行一段才能从相应的椎间孔（椎体侧面神经发出的孔道）发出，形成相应椎节的神经根。该神经根在走向远端肢体之前会在相应的局部区域分出相应的分支，支配相对应的关节结构。这个分支称为腰骶神经后支（图 2-9）。这种脊髓与椎节的对应关系在临床上非常重要，不仅对于医生定位脊髓的损伤节段具有重要意义，还可以反过来根据相应区域的神经支配失常情况定位有问题的椎节。

但是，从图 2-10 上我们可以看到，下腰段的组织结构非常复杂，不仅有神经根，还有许多神经干（如坐骨神经干）和软组织，包括肌肉、韧带、筋膜等。这些组织都与腰椎关节状态有着千丝万缕的关系。

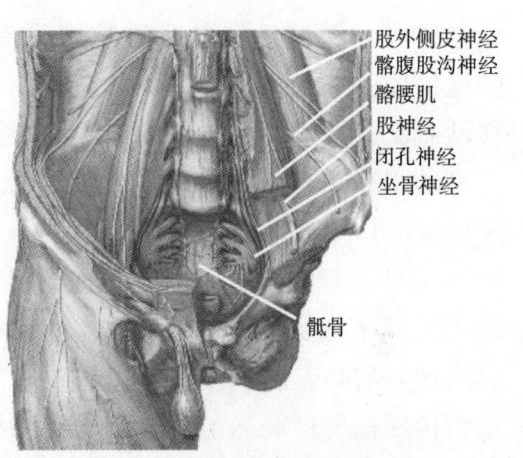

图 2-10 腰骶区域肌肉及神经丛

另外，腰椎前面走行的交感神经链及内脏器官（腹腔后壁的肾脏、输尿管，盆腔内的子宫、输卵管等）也需要腰椎发出的神经来支配。

2. 疾病原因

脊柱源性腰腿痛的关键病理机制是腰椎或骶椎内的神经根受到刺激和损伤。由于腰骶区的神经根主要支配下肢感觉和运动，所以，该区域的神经根刺激一定会造成下肢疼痛或麻木。而能够引发神经根刺激的腰椎问题一定会造成腰椎后关节力学紊乱（俗称腰椎关节错位）和周围结构的软组织损伤，因此，腰痛的发生在所难免。从这个意义上讲，脊柱劳损退变问题造成的腰腿痛的关键因素有两点：一是神经根刺激（俗称神经发炎，由于腰骶神经根是坐骨神经主要构成部分，所以也经常被称为坐骨神经痛）；二是局部腰椎关节力学紊乱。进一步追究，能够导致这两点同时存在的病理因素主要在于脊柱椎管内外的结构及功能变化：①椎管内：椎间盘内的髓核突出、增生肥厚的黄韧带（椎管内壁里韧带）、退变增生的骨刺、神经组织的肿瘤、结核破坏等，都可能引发神经根的刺激或挤压，可能导致腰及下肢疼痛。

②椎管外：腰椎后关节刺激绞锁（错位）、周围肌肉韧带劳损刺激、腰椎椎体肿瘤或结核导致的骨质破坏等，都可以导致腰椎后关节的损伤性刺激，造成局部关节的力学失衡。椎管内外的病理过程可以导致典型的腰骶关节及周围神经组织的刺激，激发腰椎局部和相应神经支配区域的疼痛放散。

另外，盆腔和腹腔内脏器官的疾病可以引发腰痛，甚至伴有下肢痛（虽然不多见）。这种下肢疼痛属于"牵涉痛"，如同心脏疾病可以出现左肩痛，胆囊疾病可以引发右肩背痛一样。这主要是由于内脏器官传导伤害性刺激的神经纤维在相应的脊髓部位与躯体感觉神经纤维出现了交互影响。但这些疼痛与脊柱损伤退变并没有直接关系。

当然，在具体的临床过程中，脊柱源性腰腿痛还会根据损伤的重点不同而有不同的表征，在下面的相关诊断和鉴别诊断中再做具体介绍。

相关诊断

- **腰椎间盘突出症（发病指数☆☆☆☆☆）**

腰椎间盘突出症是临床上脊柱源性腰腿痛最常见的疾病诊断之一。腰脊柱结构部分中最为脆弱的组织就是椎间盘，所以椎间盘导致的神经根问题最为多见。腰椎的椎间盘在整个脊柱承受的压力最大，椎间盘纤维环内的髓核组织随着年龄的增长而水分减少，髓核内的压力也随之减少。从这个意义上讲，越年轻，髓核压力越大。但年轻时髓核周围的纤维环组织的致密性和弹性很强，固护髓核的能力比较切实，因此，很少出现髓核的溢出或突出。但是，随着年龄的增长，损伤概率的增加，纤维环薄弱部位（如经常承受扭力负荷的后部）常常会出现纤维组织的部分破损，甚或完全破溃，致使半流体状态（黏弹物质）的髓核组织从纤维环内流出。如果向上或向下冲破软骨板，进

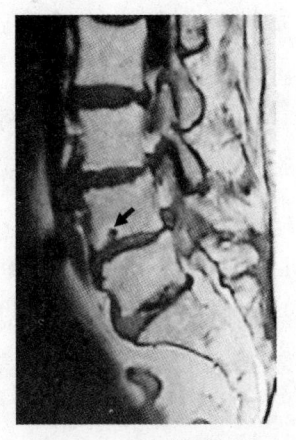

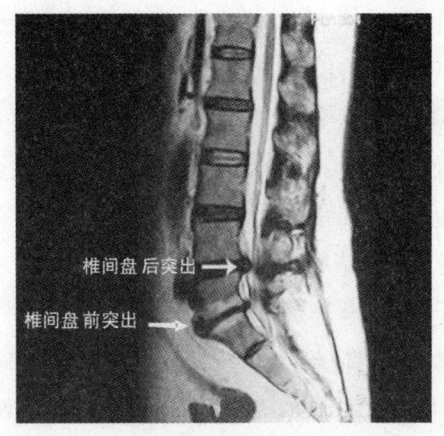

图 2-11 许莫氏结节　　图 2-12 髓核既可以向后突出也可以向前突出

入椎体，称为许莫氏结节（Schmorl's node）（图 2-11），但这一般并不产生临床症状；如果突出向前冲破纤维环前部和前纵韧带，进入腹腔，就形成了椎间盘的前突出（图 2-12）。虽然有学者认为这种前突出可能是某种顽固性疼痛的原因，但根据作者的临床观察，还无法证实这种关联。大部分医生认为没有太多临床意义，只有髓核组织冲破了纤维环后部，挤压刺激椎管内组织结构，甚或冲破后纵韧带，形成了后突出，进入椎管内的硬膜外腔（神经根和马尾神经所在的空间），直接刺激或压迫到椎管内的神经根组织，才会产生相应的腰痛和下肢疼痛等临床症状，这才是一般意义上医学所定义的腰椎间盘突出症（图 2-12）。35～55 岁的中年人髓核弹性尚未消失，而纤维环破损比较严重，成为高发人群。当年龄超过 60 岁，尽管纤维环的破损更加明显，但此时髓核的水分急剧减少，弹性下降，甚至部分钙化，已经没有能量冲出纤维环，造成髓核突出，故老年人一般不会患腰椎间盘突出症，即便出现腰腿痛，影像学检查发现有髓核突出的征象，也不诊断为腰椎间盘突出症。因此，老年人影像学检查所发现的腰椎间盘突出征象，一般都是既往损伤的残留，并不一定具有临床意义。

不过，从现实意义上讲，突出髓核引发神经根刺激体征或症状只是从病理学角度对腰椎间盘突出症的认识，是冰山一角。从更广义上讲，髓核突出引发的并非只是神经根刺激，还包括脊柱力学平衡的紊乱。换句话说，椎间盘里的髓核向椎管内突出既是脊柱力学紊乱的结果，也是更严重的脊柱力学紊乱的原因。这种脊柱力学紊乱或失衡与神经根刺激是相互影响的，这点从腰椎间盘突出症的发病可见一斑：首先是腰椎椎体的力学紊乱失衡造成椎间盘上的纤维环破坏，进而发生髓核向破坏处溢出，导致神经根的炎性刺激；而炎性刺激状态下的神经根又加剧了整个腰椎结构的力学紊乱，最后甚至导致整个脊柱力学结构的失衡。这是我们机体中典型的"力学紊乱"导致"生物学效应"的一个实例（图2-13）。

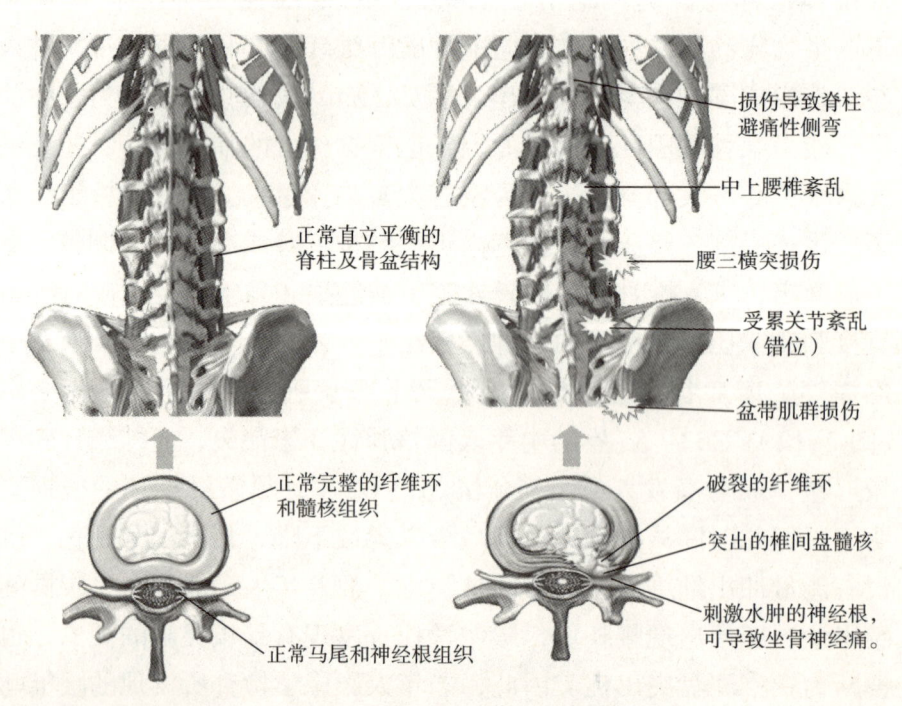

图 2-13 腰椎间盘突出症继发生物力学紊乱

在腰椎间盘突出症不同的病理阶段或疾病发展阶段,机体表现出来的基本病理矛盾是不同的。有时椎管内的神经根刺激是矛盾的主导,有时椎管外后关节等软组织的局部刺激成为问题的关键,也有时两者都产生影响且相互作用,导致更加复杂的疾病状态。从基本病理角度上讲,只要突出髓核对神经根产生刺激,就一定会同时存在脊柱力学失衡问题。但具备脊柱力学失衡征象却不一定伴随突出髓核的刺激状态。也就是说,腰椎间盘突出症时的突出髓核有时并不引发直接的根性刺激。或者说,许多情况下,突出髓核是可以被人体代偿适应的。而单纯的脊柱力学紊乱是可以通过力学方法实施校正的。这也是脊柱手法或其他保守治疗可以对腰椎间盘突出症产生疗效并传承数千年之久的原因(参见"误区22",第76页)。

总之,腰椎椎间盘突出导致局部出现神经根刺激和/或压迫是脊柱损伤退变性疾病中最容易引发腰腿痛的疾病之一。典型症状为腰痛及单(双)侧下肢放射性疼痛和/或麻木,或伴躯干扭转畸形。不典型症状包括:单纯腰痛,单纯下肢痛或麻木,腰痛伴见大小便异常,单纯腰部及臀部疼痛等。

● **腰椎管狭窄症(发病指数☆☆☆)**

腰椎管狭窄症是一个依据腰椎椎管的口径大小来做诊断的疾患。无论什么原因,诸如椎管内骨质增生、黄韧带(椎管内壁上的韧带)肥厚等,只要引发其直径小于一定数值,并产生腰及下肢疼痛和麻木等症状,就可以明确诊断。其典型症状为行走时出现间歇性(一过性)腰腿疼痛或麻木(所谓间歇性跛行)。弯腰下蹲后或坐下休息后很快可以缓解。

腰椎管狭窄症在临床上并没有完全统一的、确定狭窄尺度的标准。普通X线检查的标准认为,成年人腰椎正位X线前后位片(即正位片)显示腰椎椎弓根之间的距离(即椎管的横径)小于18毫米,侧位片椎体后缘到椎板与棘突交界处的距离(即椎管矢状径)小于13

毫米，即可确诊腰椎骨性椎管狭窄。但也有人认为，椎管矢状径小于10毫米才可以确定为绝对狭窄。不过，在实际的临床工作中，作者见过相当多的人达到了上述标准却并未发生腰椎管狭窄症的临床表现。还发现一些虽然出现临床症状，但在不通过外科干预改变椎管骨性结构的前提下，用保守治疗方式同样可以使症状得到缓解。这些现象证明（也是前面反复强调的），生物机体大多具备超强的代偿适应能力。图2-14（1）是一例54岁女性的腰椎CT片。该女性并没有任何椎管狭窄症状，但结构学测量却明确显示了绝对够标准的椎管狭窄征象。所以，作者认为，影像学意义上腰椎椎管（结构性）狭窄并不一定意味着具有临床意义；相反，有些患者虽然影像学检查没有达到狭窄的标准，却可能明显表现出临床症状。

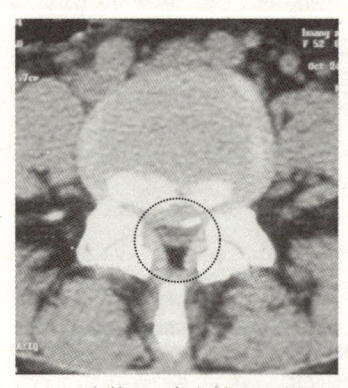

（1）无症状54岁女性CT片显示　　（2）正常椎管
椎管狭窄椎管狭窄

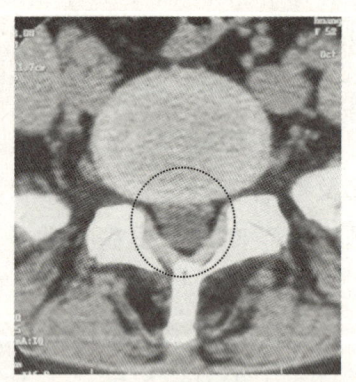

图2-14　腰椎CT片比较

那么，腰椎椎管结构性狭窄为什么不一定具有临床意义呢？作者认为可能因素有三点：①骨性狭窄大多是逐渐发生的，机体对于渐进性发生的退变一般都具有很强的包容能力；②如果相应的关节周围软组织出现急慢性紊乱，造成暂时性的无菌性炎症刺激，则可以使得狭窄区域内的、脆弱代偿的神经组织处于缺血和刺激状态，进而可能发生临床症状；③如果消除了局部关节周围软组织刺激因素，恢复关节代偿稳定，改善局部血液循环，则可能缓解椎管内的神经刺激，不必手术就可以恢复腰椎的代偿平衡（图2-15）。

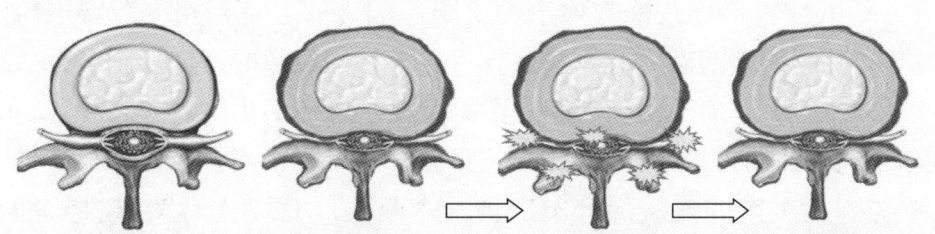

正常腰椎椎管结构　　增生狭窄的腰椎椎管结构，但机体已经代偿适应，可以无症状　　当关节紊乱等情况发生，机体代偿能力崩溃，出现临床症状　　保守治疗消除关节紊乱等情况，机体代偿可重新建立，症状消失。但狭窄结构并不改变

图 2-15　退变性椎管狭窄的发展与代偿

另外，腰椎管狭窄症在临床上还包括一种特殊情况，称为根管狭窄。根管指的是神经根经过腰椎管侧方走出椎管所必经的通道，该通道被称为根管或侧隐窝。在退变性骨关节疾病的情况下，侧隐窝可以变得十分狭窄。在CT或MR断层扫描图像上可以形成"三叶草"形状的椎管形态，也有人称之为"牛角（或羊角）征"（图2-16）。根管狭窄的临床症状与椎管狭窄并无明显区别，基本病理改变也存在力

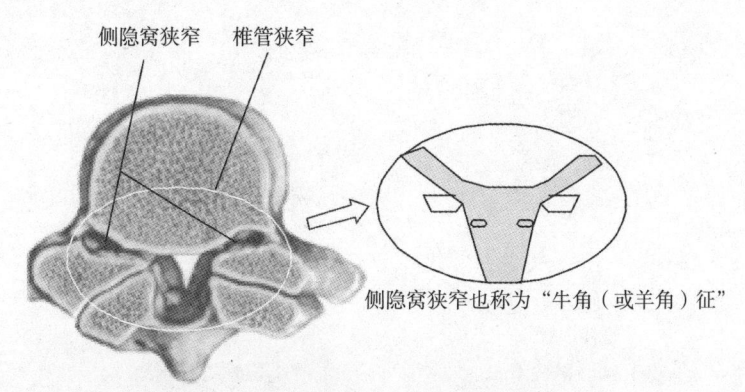

侧隐窝狭窄　椎管狭窄

侧隐窝狭窄也称为"牛角（或羊角）征"

图 2-16　椎管狭窄与"牛角（或羊角）征"

学代偿的可能。当然，如果保守治疗无法取效，则可以考虑外科手术干预，以扩大狭窄的根管，释放挤压的神经根。

● **腰椎滑脱或伴有峡部裂（发病指数 ☆☆）**

腰椎滑脱是导致椎管狭窄的重要原因之一，也是相应的腰椎后关节紊乱的病理基础之一。该病既可以导致神经根的损伤性刺激，也可以导致后关节周围的软组织刺激，也是腰腿痛的主要病因之一。临床上腰椎滑脱有以下两种情况：①真性脊柱滑脱：当腰椎椎弓根峡部（椎体与后关节的连接部分）出现一个断裂，（医学上称为腰椎峡部裂），使得它所连接的椎体部分向前滑脱，离开原始的着力点，就称为真性脊柱滑脱。这种情况下，断裂处后面的腰椎后关节部分仍在原处，见图2-17（1）。峡部断裂处的裂口上会出现一些纤维软组织的"软骨样"增生（X线不显影），也可以对其前方走行的神经根构成压迫或刺激，产生相应的神经根痛。②假性脊柱滑脱：如果腰椎的椎弓根部分并没有出现峡部裂，只是由于椎间盘退变变薄，椎体之间的连接变得比较松弛，也会出现上位椎体向前滑脱的情况，此时就称为假性脊柱滑脱，见图2-17（2）。假性滑脱时，受累椎节上位椎体的前滑会带动后关节前行，造成腰椎管的进一步狭窄，因此，理论上认为

（1）真性脊柱滑脱　　　（2）假性脊柱滑脱

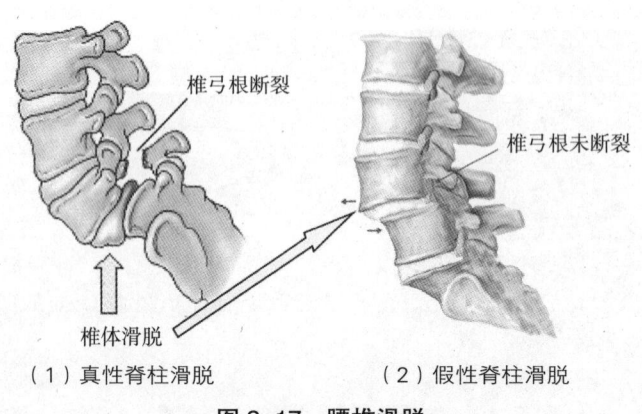

图 2-17　腰椎滑脱

第2章 腰椎病的症状

会出现比真性滑脱更为严重的腰椎管狭窄症的症状。假性滑脱有时会伴有椎间盘突出，这常常使得病情变得比较复杂。

至于腰椎滑脱症的治疗，以前的教科书上都认为只有通过手术纠正前滑的椎体才能解决问题。但是，根据作者大量的临床经验发现，无论真性还是假性的腰椎滑脱，大部分都可以通过保守治疗获得疗效，甚至可以通过手法治疗取效。因为，腰椎滑脱症的出现绝大部分都是一个慢性过程，这个过程中机体也会逐渐适应和代偿。我国早年一位举重名将就是一位腰椎滑脱症患者，在没有实施手术的情况下，仍然可以举起数倍自己身体的重量，获得世界冠军。这也充分证明机体超常的代偿和适应能力。换句话说，腰椎滑脱之所以产生临床症状，大多是因为后关节横向的不对称紊乱造成的，与局部韧带损伤刺激有关。所以，一般的保守治疗重点并不在于是否复位向前滑脱的椎体，而是消除腰椎滑脱症同时伴有的后关节左右紊乱刺激（图2-18）。只要把这种横向紊乱通过手法治疗进行纠正，或者对局部韧带损伤刺激给予处理，恢复腰脊柱的两侧平衡，不必对多年积累的纵向椎体滑脱进行任何处理，就可以重新恢复腰椎的相对稳定和平衡，甚至完全缓解症状。

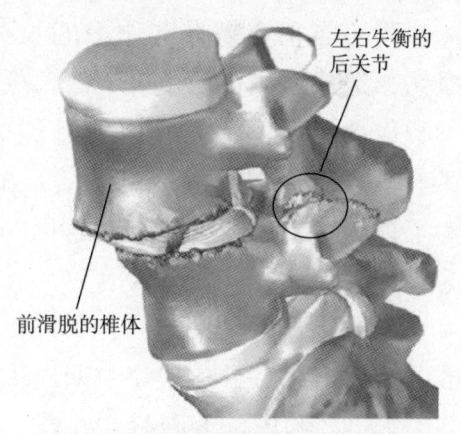

图2-18　腰椎滑脱伴相应后关节紊乱

● **臀上皮神经损伤综合征（发病指数☆☆）**

臀上皮神经一般由腰椎的第1~3神经根的后支外侧支构成，有时，胸椎第12神经根的后外侧支也参与构成。臀上皮神经是由数条腰脊椎神经从椎间孔发出后再分叉组成的一束神经丛。该神经丛分布

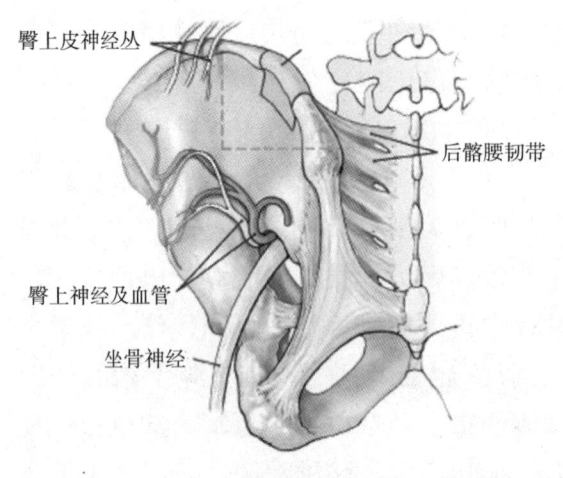

图2-19 臀上皮神经"入臀点"示意图

在后臀部，在腰臀部的深浅筋膜上下穿行，分布到大腿的后外侧（图2-19）。经常会由于在该神经穿行路程上的固定附着点出现牵拉损伤等刺激导致一种无菌性的炎症状态，进而产生神经支配区域的疼痛，称为臀上皮神经损伤综合征。

臀上皮神经分布于臀部皮肤，支配大腿后外侧组织，一般不易摸到。但臀上皮神经的一些附着点很容易在劳作中的长久弯腰、躯干左右旋转而受到牵拉损伤，造成严重的腰臀部疼痛。这种疼痛一般不超过膝关节，不向小腿放射。卧位（尤其患侧卧位）时疼痛加剧，站立行走时相对减轻。本病往往在臀上部有固定压痛点，局部封闭后疼痛可缓解。了解了以上特点，不难与腰椎间盘突出症、梨状肌综合征、腰三横突综合征等疾病相鉴别。

需要指出的是，本病也可以由于腰椎间盘突出症而诱发。如果腰椎间盘突出症患者在治疗中期出现腰部疼痛减轻而臀部疼痛总不缓解的话，需要考虑是否同时合并臀上皮神经损伤。

● 梨状肌（臀中肌）损伤综合征（发病指数 ☆☆☆）

梨状肌起于骶骨前外侧中段（大约第2~4骶骨之间），穿过坐骨大孔，向外止于股骨大转子。臀中肌是梨状肌的上方毗邻，也是横行的盆带肌，二者功能及解剖位置都很相近，所以很容易同时受损。二者的主要功能是维系髋关节的稳定。通过辅佐髋关节的旋转和内收等运动，维系骨盆的稳定，并借此维系脊柱的平衡。由于梨状肌其间有坐骨神经干穿行，所以，当梨状肌和臀中肌损伤造成肌肉长时间痉挛缺血时，也会造成坐骨神经干的刺激，产生干性坐骨神经痛，很难与腰椎间盘突出症相区别（图2-20）。

特别需要指出的是，在许多情况下，梨状肌损伤往往也是腰椎间盘突出症的继发损伤，即便是十分有经验的专科医生鉴别起来也很困难。唯一的特点是本病在梨状肌及臀中肌走行区域有明确的触压疼痛。疼痛可以向下肢放射，有经验的医生会借此进行诊断。当然，如果患者同时伴有腰椎间盘突出症，临床上还会出现非常典型的腰椎间盘突出症征象。

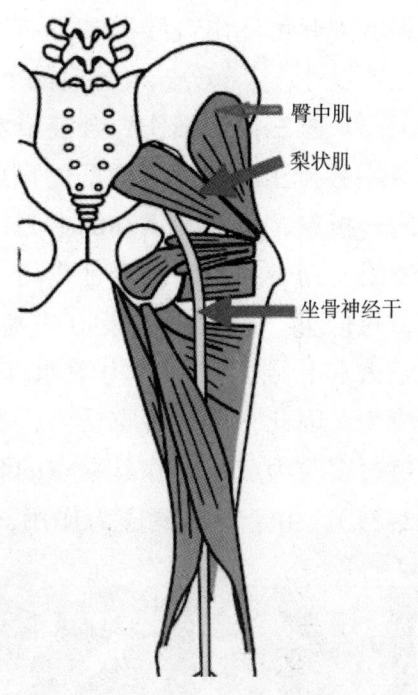

图2-20 梨状肌与神经干的关系

- **退变性腰椎后关节紊乱症（发病指数☆☆☆）**

腰椎后关节紊乱症是以腰痛为主要症状，一般不出现下肢疼痛。这在前面已经做过比较详尽的阐述。但是，老年退变性脊柱炎基础上的腰椎后关节紊乱症表现比较复杂，经常也会出现下肢疼痛。这类患者即便没有出现明显的临床症状，也会在影像学检查时发现许多退变性损伤的痕迹，诸如脊柱侧弯、生理曲度异常、骨质增生、黄韧带肥厚、椎管狭窄、椎间盘突出等。脊柱生物力学平衡只是一种脆弱的代偿状态，一旦出现某个椎节的关节力学紊乱，并不坚实的代偿平衡就会被部分破坏，甚或完全崩溃，原本相对稳定的退变因素往往会像多米诺骨牌一样相继倒塌，带来意想不到的伴发损伤，包括神经根刺激，肌肉韧带软组织水肿，椎旁神经丛、神经干、神经支的炎性刺激等等。

患者因此可能出现腰痛和下肢的放散痛。但是，除了个别比较复杂的患者以外，大部分这类患者的下肢疼痛大都比较轻，相对容易恢复。

● **腰三横突损伤综合征（发病指数☆☆）**

腰椎正常生理性前凸的顶点恰好位于第3腰椎，该椎体处于力线的转折点，是腰椎活动的中心，尤其是腰椎旋转运动的扭力中心。由于附着韧带和肌肉的牵扯作用，该横突承受着比其他腰椎横突更大的牵拉应力。根据用进废退的基本生物法则，该横突的发育自然比较肥大和壮硕。从杠杆力学原理来看，较长的横突又必然承受更大的应力。因此，传统观点认为，本病的关键病理环节就在于腰三横突担负过多应力载荷，在其端点的肌肉附着区比较容易造成局部损伤（图2-21）。由于不协调应力作用，很容易造成其附着软组织发生损伤性炎性改变，进而导致局部肌肉、韧带，甚至周围神经组织受累，发生一系列的相应临床症状。

但是，根据临床经验看，单纯的腰三横突应力损伤并不多见，大都合并于腰椎间盘突出症或其他腰椎关节疾病时所伴发的腰大肌痉挛。此时，可以认为腰三横突损伤是腰椎间盘突出症或其他疾病的伴发症状。因此，本病的主要临床表现常常与腰椎间盘突出症症状群合并出现。如果是单纯的腰三横突损伤，腰痛位置略高，下肢的放散痛一般不过膝。

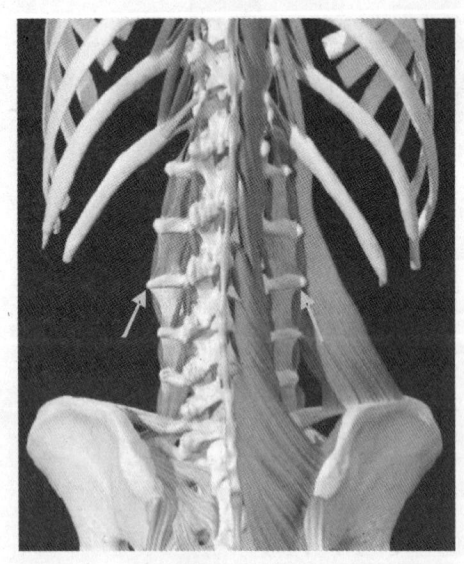

图2-21 腰三横突较长，容易承受较大扭力负荷

有时会出现腰三横突区域走行的几条神经干（如髂腹下神经、股外侧皮神经等）的刺激症状，导致腹股沟区及大腿外侧或前侧疼痛，在局

部腰三横突区域的深部触诊可触及压痛和结节。

● 骶髂关节损伤（发病指数 ☆☆）

骶髂关节是连接骶骨和髂骨之间的关节，是一个由多条韧带连接和固护的、非常稳定的微动关节。骶髂关节的重要作用之一就是将脊柱的负荷通过骨盆环引导到双侧的髋关节，再传达到双下肢。躯干的突然屈伸和旋转运动有可能造成单纯性骶髂关节的损伤。尤其是某种急慢性腰椎疾病（如腰椎间盘突出症等）导致腰椎的旋转侧弯，可以引发局限性腰骶区域肌肉的不对称痉挛，而骨盆处于对应性的扭转状态，使得双侧骶髂关节产生持续性的扭力负荷，造成骶髂关节周围韧带的缺血性损伤，最终导致骶髂关节的保护性错位绞锁状态。所以，许多情况下，骶髂关节损伤属于一种继发损伤。由于骶髂关节周围有许多小肌肉（盆带肌群）和穿行的坐骨神经和骶椎的神经丛（骶丛神经），故而骶髂关节损伤也会由于对坐骨神经产生刺激而造成坐骨神经痛，或对骶丛神经产生刺激造成耻骨区疼痛、小便淋漓不尽等症状。临床专科医生还可以通过某些物理检查，如 Patrick 征（4字试验）及 Geaslan 征（床边试验）等进行诊断。

● 腰椎不稳症（发病指数 ☆☆）

腰椎不稳症是一种以腰椎结构力学失常为病理基础的疾病。其基本病理是：腰椎椎间关节由于退变等因素导致椎间盘高度下降、关节周围韧带松弛、关节稳定结构缺失，进而使得以往椎节间运动的弧形环转形式变成了滑移错动形式（图2-22），运动使椎节间产生阶梯状形态，形成了滑脱态势。本病中老年多发，主要表现为腰痛伴含混不清的臀部或大腿后区疼痛或酸胀感，疲劳后加重，与慢性腰椎后关节紊乱症表现基本一致。作者认为，根据临床经验这种疾病应该被认为是腰椎后关节紊乱症的一种特殊形式，不一定非要通过手术改变腰椎错动的力学特征，仍然可以通过保守治疗和功能锻炼改变腰脊柱的代偿适应能力。

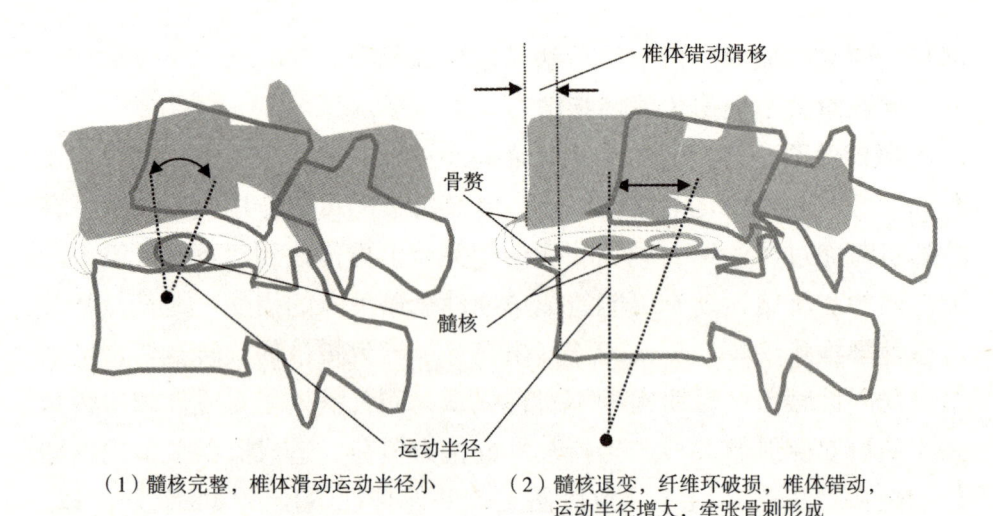

(1) 髓核完整，椎体滑动运动半径小　　(2) 髓核退变，纤维环破损，椎体错动，运动半径增大，牵张骨刺形成

图 2-22　退变后的椎节运动由原先的弧形环转形式（1）变成了滑移错动形式（2）

鉴别诊断

腰痛伴下肢麻痛并非都是腰椎生物力学紊乱导致的问题。许多牵涉到腰椎力学紊乱的疾病都可能引发这种症状。最常见的有如下几种。

- **其他内脏疾病引发的腰腿痛（发病指数☆）**

如妇科子宫疾病、输卵管炎症、肾炎、输尿管结石等，甚至某些肠道疾病和肝胆疾病等也可以通过自主神经的体表反射引发腰部的放散痛。这些疼痛的发作一般没有力学原因，但有时也会与腰椎的运动相关，需要加以鉴别。

- **椎管内外其他疾病引发的腰腿痛（发病指数☆）**

骨关节及其周围组织器质性病变，如腰椎结核、椎管内外的各种肿瘤、骨折等，有时可能会诱发神经根、腰骶神经丛、神经干的刺激，导致腰腿痛。尤其是一些老年患者，在没有明显外伤的情况下，也可能发生椎体的压缩性骨折，甚至继发局部腰骶神经刺激，导致类似单纯关节力学紊乱的腰腿痛。所以，在临床上对老年患者出现的腰腿痛更要仔细鉴别。

- **软组织炎性疾病导致的腰腿痛（发病指数☆）**

主要指的是某些风湿类疾病导致的腰腿痛。这些疾病可以诱发脊柱周围韧带等软组织产生免疫反应性炎症，造成炎性损伤，继发关节失稳或紊乱，导致腰椎关节周围、甚至整个脊柱关节及四肢关节出现刺激性软组织反应，引发比较顽固的腰腿痛。诸如风湿、类风湿性关节炎、强直性脊柱炎、牛皮癣（银屑病）关节型等。这些疾病与单纯腰椎力学紊乱引发的腰腿痛常常混淆，需要特定的血液检查来甄别。

腰腿痛的鉴别诊断比较复杂，去正规的医院找专科医生是获得相对完善诊治的基本保证。不过，再高明的医生也很难做到对每一个复杂的腰腿痛问题都能妥善地医治，患者自身对临床症状的细致观察可以为专科医生提供重要线索，为医生选择最佳的诊治方案提供重要基础。

选择治疗

当诊断明确为腰椎脊柱力学紊乱导致的腰腿痛，就可以根据不同的诊断和病理过程选择不同的治疗。根据前面提到的脊柱损伤退变性疾病的病理特点，调整脊柱后关节状态往往是治疗的重点环节之一。具体的治疗措施如下。

（1）消除炎性刺激：无论诊断和病理机制有何具体不同，只要是脊柱力学紊乱为主的疾病，在急性期都会出现神经根、神经丛、神经干和局部软组织的炎性刺激，甚或水肿。因此，急性期考虑消炎镇痛是非常必要的。临床上最常使用的方法包括脱水、局部封闭、理疗、口服非甾体类消炎镇痛药物、按摩手法松解局部肌肉痉挛等，也可以配合外用解痉消炎膏药或涂抹镇痛消肿软膏类中西药物等。

（2）恢复脊柱力学平衡：从发病机制上看，无论急慢性损伤，只要属于脊柱损伤与退变性疾病，都会出现受累节段的后关节刺激性绞锁，进而导致腰脊柱（甚至整个脊柱）的力学平衡紊乱。所以，古今中外的医生们治疗腰腿痛时大多都使用纠正腰椎关节力学紊乱的方法，如腰椎牵引、脊柱手法等。不过，这些方法只有专业医生才可以使用，未经专业训练的人使用这些方法有可能发生意外。

（3）针对性治疗：除了上述基本治疗以外，针对不同的诊断和病理过程需要附以相配套的治疗。比如，腰椎滑脱及腰椎管狭窄的患者大都年事较高，实施手法治疗时需要特别注意手法的力度和角度；腰三横突综合征、臀上皮神经损伤、梨状肌损伤等患者，经常伴有椎旁的局部应力点损伤，往往需要配合局部封闭治疗；腰椎间盘突出症患者急性期经常伴见严重的神经根水肿，可以配合硬膜外封闭治疗。

（4）外科治疗：保守治疗不能解决所有问题，在某些情况下，需要采用外科手术治疗。尽管比例不高，但患者必须做好心理准备，特别是巨大的腰椎间盘脱出、髓核游离、腰椎滑脱严重（Ⅱ度以上）、椎管狭窄久治不愈者。关于手术治疗的选择可以根据专科医生的诊断及相关咨询而获得。

康复措施

凡属于腰脊柱损伤退变性疾病导致的腰腿痛患者，大多可以通过保守治疗完成脊柱力学结构的代偿稳定。不过，代偿相对容易，稳定却需要很长的时间才能达到。如果不能达到代偿稳定，相当一部分腰腿痛患者将处于一种反复发作的慢性状态，最终不得不接受外科手术治疗。所以，对于腰腿痛患者治疗后的康复训练尤为重要。基本康复训练可以参考第5章的相关章节。但下述几个问题需要特别注意：

（1）腰椎间盘突出症比较严重的患者，如髓核脱出或游离、多节段突出者，或躯干发生严重的、长时间的扭转畸形的患者，其康复期时间大多比较长，有时需要1年以上才能完成脊柱力学系统的基本代偿。康复训练时要特别加强自重牵引、矫形鞋训练等内容。

（2）腰椎峡部裂伴有脊柱滑脱的患者，在康复训练过程中需要特别注意"弯腰压腹"训练和加强腹肌的训练，只有通过加强躯干前部腹肌的张力，才能够缓解腰曲过深带来的腰背肌韧带的过度紧张。具体做法见第5章的相关章节。

（3）椎旁应力点及神经干损伤（如腰三横突综合征、臀上皮神经损伤、梨状肌损伤等）的患者，在康复期训练时需要格外注意腰椎旋转动作的尺度，要尽量避免运动的不协调性。这些患者腰背部肌肉对称性的恢复比较慢，需要适当放缓旋转功能训练的进度。

（4）老年腰腿痛患者的康复期训练要量力而行，尽量避免大幅度、高强度的训练。而且老年患者经常会有其他老年性内科疾病合并存在，在康复训练中要特别注意心脑血管的承受能力。

保健预防

脊柱损伤退变性疾病引发的腰腿痛是人类最为常见的疾病之一。从根本意义上讲，这类症候群腰背痛也是由于人类脊柱进化尚不完善导致的问题。具体的保健措施因人、因病而异。如何根据自身情况来确定自身保健预防原则是问题的关键。具体情况请参考本书的第5章的相关内容。

3 腰腿痛伴有大小便异常（或兼性功能障碍）

症状表现

有些腰腿痛患者在出现腰腿痛症状的同时，还会出现大小便异常，或者同时伴见性功能障碍。大致有如下几组症候表现。

（1）下肢运动功能受损症状：表现为膝关节及其以下肌肉无力，膝、踝关节及足部功能明显障碍，行走不稳；迈步时甚至需要奋力抬起髋关节才能前行，医学上称为涉水步态（即：好像在水中行走必须抬起髋才能前行）。严重者可以出现单（双）侧下肢瘫痪。

（2）大小便异常：大致有两种情况：①大便和/或小便次数增多，往往便意强，量却很少，总有排不尽的感觉；②患者肛门内有种插入一根木棍的异物感，整个臀部会阴区域都有异样的感觉，或者感觉如同贴身穿着许多衣物致感觉不敏感，大便无力或完全失禁。尿少，点滴不出，甚至完全尿不出（尿潴留）。

（3）性功能障碍：性功能一般会丧失或部分丧失，诸如阴茎不能勃起或勃起不坚。

上述症状不一定同时存在，但临床意义基本一致，只是个性化的表现不一而已。

发生机制

1. 解剖基础

前面提到过，腰椎椎管内走行的是马尾神经，马尾神经组织主要支配骶区及盆腔内组织的神经功能。盆腔内组织主要包括膀胱和直肠，膀胱及直肠的括约肌是调节排便和排尿功能的主要器官，它们受马尾神经中的骶神经支配（图2-23）。

2. 疾病原因

大小便和性功能均受脊髓最下段的骶髓发出的马尾神经直接支配，同时还受大脑皮层的调节。当马尾神经受到刺激或伤害时，就可能出现大小便等功能障碍。从脊柱退变的角度上讲，比较容易导致马尾神经损害的病理因素是椎管内的占位性病变，如腰椎间盘的突出

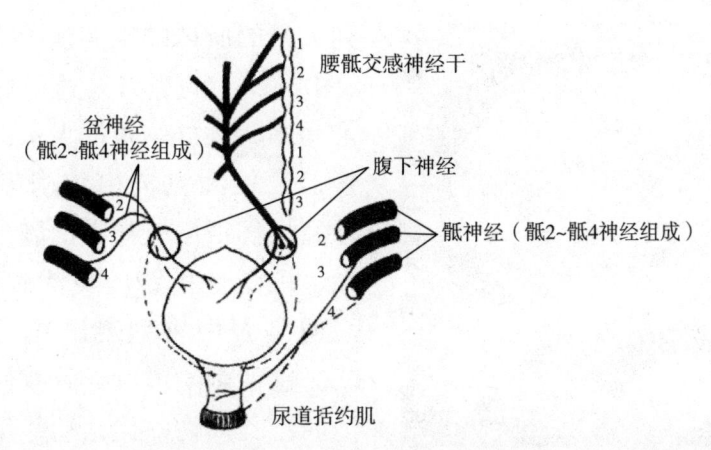

图 2-23　膀胱反射过程中的括约肌功能受马尾神经中的骶神经支配

髓核组织等。不过，大多数占位性病变刺激或压迫的只是单侧的马尾神经，而直肠及膀胱的功能受双侧神经支配，因此，另一侧马尾神经可以代偿损伤侧的功能，患者大多不会出现大小便及性功能障碍。只有椎管内占位性组织结构比较大，或者产生较强的刺激，导致椎管内小静脉淤血，局部组织出现严重的缺血、缺氧和炎症反应，才可能导致所支配的膀胱及直肠括约肌、阴茎海绵体等组织功能出现紊乱或丧失，继发大小便和性功能问题，临床上称为马尾神经损害。

相关诊断

一般来说，最容易引发大小便功能失常的脊柱退变性疾病主要包括腰椎间盘突出症、腰椎滑脱、椎管狭窄等。

● **腰椎间盘突出症（发病指数☆☆）**

传统认为，中央型腰椎间盘突出症可以引发马尾神经损伤，是手术的绝对适应证，但实际情况并非如此简单。临床上并不能简单地通过突出髓核的位置来判定是否会出现马尾神经损伤。许多医生都遇

41

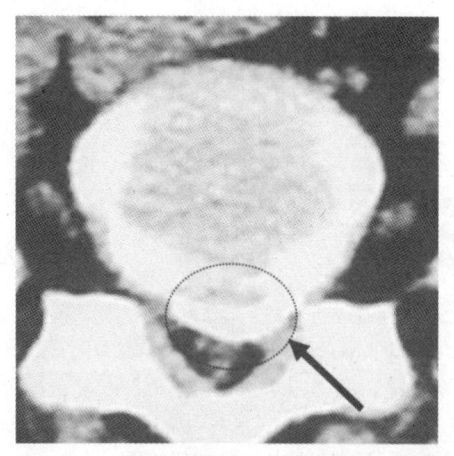

图2-24 无症状的"中央型腰椎间盘突出"

到大量的所谓腰椎间盘中央型突出（图2-24）的患者，并没有发生所谓马尾症候群。根据大量的临床观察，腰椎间盘突出症引发的马尾神经损伤很可能与突出髓核继发急性、广泛性椎管内炎性刺激有关，而与是否中央型突出并无密切关联。这种刺激可以导致双侧马尾神经的广泛损伤，代偿功能基本被破坏，自然会出现膀胱及直肠功能失常的临床表现。

● **腰椎管狭窄症（发病指数☆）**

骨质增生导致腰椎管狭窄，按照传统理论讲，应该是机械性压迫马尾神经的原因。但在临床上，虽然发现大量的患者具备了解剖学含义上的椎管狭窄，诸如"三叶草"形或"羊角征"椎管（图2-16），但真正发生马尾神经功能失常的情况并不多见。所以，患者不必特别在意某些影像学报告中"腰椎管狭窄"的描述。有经验的医生都知道，只有很少一部分在影像学意义上的椎管狭窄可能造成马尾神经损伤。

● **腰椎滑脱（发病指数☆）**

与腰椎管狭窄症一样，腰椎滑脱也是在教科书上被列为必须手术的疾病，因为腰椎椎体的滑脱可以导致非常严重的马尾神经功能失常。从解剖形态上看，滑脱的椎体似乎会压迫马尾神经（图2-17），导致其功能失常应该是顺理成章的。但是，临床上有许多腰椎滑脱患者尽管马尾神经已经出现明显的压迫征象，仍然没有任何症状。其道理与前面叙述的腰椎管狭窄症和腰椎间盘突出症是一样的。因为腰椎滑脱一般都不是外伤后突然形成的，逐渐形成是滑脱的基本病理过程，这就使机体有时间进行适应性代偿。当然，仍然有小部分患者会因为种种原因出现失代偿，进而出现马尾功能异常。

鉴别诊断

腰痛伴见大小便功能失常或性功能障碍并非一定是脊柱退变性疾病造成的。只要能够造成马尾神经损伤的任何疾病都可以导致这组症候群，其中不乏一些需要立即进行紧急外科干预的情况。比较常见的有如下几种。

● **腰椎骨折（发病指数 ☆☆）**

椎体或附件骨折，骨折块或破碎的椎间盘可以突入椎管，直接压迫损伤马尾神经。骨折块甚至还可以穿入硬膜内造成马尾神经的直接刺激，导致其出血和疤痕化。即便是椎体压缩性骨折，也可能导致椎管内软组织产生皱褶，使椎管极度狭窄，造成马尾神经的缺血性损伤。骨折一般都有外伤的原因，但有些老年人的外伤常常不明显，所以，必要的影像学检查对明确诊断非常必要。

● **强直性脊椎炎（发病指数 ☆）**

强直性脊椎炎的晚期可能会合并马尾神经综合征，但并不多见。主要缘于强直性脊柱炎合并了蛛网膜炎，继而形成憩室样囊肿并不断扩大，导致脊髓圆锥或/和马尾神经受压，继而出现马尾神经损伤症状。但强直性脊柱炎往往是一个慢性过程，不太容易被早期发现，即便患者是在接受专科治疗，有时也会被忽略。好在这种情况比较罕见。

● **椎管内出血（发病指数 ☆）**

骶管动脉瘤破裂造成局部出血，可以导致马尾神经粘连和压迫，继而出现马尾神经损伤症状，这也是一种十分罕见的情况。

● **麻醉意外（发病指数 ☆）**

某些手术使用腰椎硬膜外麻醉时，其穿刺针具偶有造成硬膜外脉络丛出血，导致硬膜外血肿而压迫马尾神经，致其损伤；另外，硬膜外麻醉针有时直接误入蛛网膜下腔，损伤马尾神经，使其发生水肿和粘连，导致马尾神经损伤；还有，麻醉剂的毒性作用也可能造成马尾神经损伤。由于患者有手术史，这些情况相对比较容易得到鉴别。

选择治疗

如果明确诊断为脊柱力学结构紊乱或损伤造成的马尾神经损伤，一般都认为是手术治疗的绝对适应证。但是，根据作者的临床经验，仍然有一部分患者可以考虑接受保守治疗，可按病情轻重将患者分成如下两类。

1. 马尾神经（压迫）阻断型

本类患者大多发病很急，多与外伤有关。外伤原因包括腰部突然扭伤、跌倒、粗暴手法按摩治疗等；也有部分患者只是由于剧烈咳嗽等动作诱发。患者一般都有慢性腰椎间盘突出症的病史。由于突出髓核等占位组织的压迫和刺激比较突然，使得马尾神经受到广泛损害，神经通路几乎完全阻断，造成马尾神经功能丧失。主要表现为肛门内木棒状异物感，尿少，甚至尿潴留，便秘（无力排出）。医生检查可以发现明确的鞍区（骶臀部区域）麻痹和肛门反射（一种生理反射，需要医生通过物理检查获得）消失等。患者表述在裸身状态下也总有穿着裤子的感觉。这种情况只能考虑手术治疗。

2. 马尾神经刺激损伤型

本类患者发病相对缓慢（1周~数月不等），外伤因素不明显，一般都有慢性腰腿痛的的病史。如果马尾神经的损伤并不完全，则会出现一组比较轻微的刺激症状。主要表现为大便和/或小便次数增多，便意强，但量少。医生检查也可以发现不典型的鞍区麻痹，肛门反射减弱或无变化。患者有时会感觉到鞍区麻木。这种情况可以考虑保守治疗。保守治疗的方法与腰腿痛的急性期治疗大致相同，但一定要慎重，即便是具有丰富临床经验的医生，且存在适应证时，也要特别注意手法治疗的力度和时机。在保守治疗过程中，还要密切观察病情变化。一旦出现症状加重，应该立即转为手术治疗。

康复措施

由于腰脊柱损伤退变性疾病导致马尾神经损伤的患者很多都需要手术治疗，如果手术治疗比较成功，按照常规的康复办法训练即可；也有一部分可以通过保守治疗达到脊柱力学结构的代偿稳定。但是，总会有一部分患者经过手术治疗仍然不能达到理想的神经功能恢复的结果。不同的患者在康复期的注意事项并不相同。

（1）手术后神经功能完全恢复的患者：按照常规的物理康复原则，即可达到比较理想的功能恢复，参见第5章相关章节。

（2）手术后神经功能未能完全恢复的患者：需要按照神经损伤的康复原则实施。马尾神经属于周围神经，周围神经损伤后恢复都比较慢，马尾神经恢复更慢，原因在于马尾神经中的脊神经根供血太差，没有局部的或节段性的动脉供应，所以恢复十分缓慢。但是，通过长期的运动也可以达到神经的恢复或部分恢复。主要的运动方法包括躯干及下肢的控制能力、平衡能力及协调能力训练。

（3）保守治疗有效的患者：仍然需要注意下肢的功能训练，包括肢体平衡、控制、协调几个方面。同时，还要注意一般性的、为腰背痛患者设计的康复训练。

保健预防

请参考本书第5章的相关内容。

4 腰腿痛伴有足下垂

症状表现

有些腰腿痛患者在出现腰腿痛症状的同时，还会伴有足下垂症状（行走时足尖下垂拖地，抬不起来），一般只出现在一侧。行走会出现跛行（瘸腿）。患者感到脚踝无力，穿拖鞋行走时甚至可能将拖鞋踢掉或者根本穿不住拖鞋；往往需要高抬膝盖才能真正地把患侧的脚抬离地面，医学上称为跨域步态。同时，患者还可能会伴有腰及下肢疼痛或麻木等症状。当然，也可能只是有足下垂症状。

发生机制

1. 解剖基础

抬起足背和脚踝这个动作需要小腿前面肌肉群完成，包括胫骨前肌、𧿹长伸肌、趾长伸肌、腓骨长肌、腓骨短肌五块肌肉，归属腓总神经支配。腓总神经源于脊髓腰骶段的神经，由腰骶区的神经（第4腰髓～第3骶髓节段）发出的神经根组成。这些神经从脊髓圆锥处发出，随着马尾神经丛下行到相应的腰椎和骶椎节段的神经孔，向下从骨盆内穿行出来，直到小腿前侧支

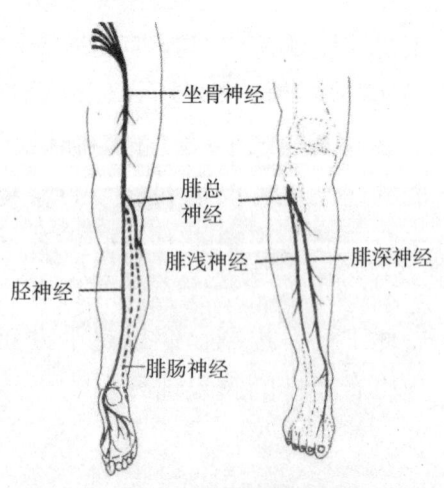

图 2-25　腓总神经从腰骶神经发出，沿着坐骨神经走行到膝关节前，支配小腿前的肌肉

配此处的肌肉群（图2-25）。腓总神经是坐骨神经的重要组成部分。

2. 疾病原因

当腓总神经出现损伤时可能导致该神经支配的肌肉无力，脚踝也就抬不起来了，形成足下垂。理论上讲，腓总神经走行的任何一段出现问题都可能造成足下垂症状。从脊柱损伤退变性疾病的角度上看，如果出现了足下垂症状，一定是在脊柱相关节段出现问题。从腓总神经的解剖基础可以得出，腓总神经并非源于单一神经根，它是多根神经组成的，包括第4、第5腰神经根，第1~3骶神经根等。因此可以认为，如果出现了足下垂症状，一定发生了比较广泛或严重的多条神经根损伤，导致组成腓总神经的主要成分不能正常工作，控制和支配胫骨前群五块肌肉的能力下降或消失，进而导致足踝关节无力背屈上翘，甚至容易出现踝关节内翻损伤（俗称崴脚）。一般来讲，如果是腰椎关节问题造成的足下垂，大都不是完全性的足下垂，而是部分足下垂。损害和刺激的神经根越多，足下垂症状也就会越严重。除此之外，由于足背伸肌群长时间不能正常工作，会逐步发生废用性肌萎缩。

相关诊断

最常见的脊柱力学问题导致的腰腿痛并伴有足下垂，其疾病诊断有如下几种：

- **腰椎间盘突出症（发病指数☆☆）**

前面的解剖基础告诉我们，腰4、腰5神经根是腓深神经的主要组成成分，而腓深神经是控制小腿背伸动作的主要神经。最容易导致腰4、腰5神经损伤的疾病就是腰椎间盘突出症。

- **腰椎管狭窄症（发病指数☆）**

理论上讲，骨质增生导致腰椎管狭窄，可以压迫或刺激腰骶神经造成足下垂症状。但在临床上，大部分解剖或影像学意义上的所谓椎管狭窄都不会造成足下垂。前面已经提到过，只有很少一部分影像学意义上的椎管狭窄是有临床意义的，需要引起特别的警惕。

- **腰以上脊柱损伤导致的足下垂（发病指数☆）**

有时，在临床上可以出现比较罕见的腰椎以上的脊柱问题导致单侧足下垂症状。比如，颈椎或胸椎出现椎管狭窄，会在某种特定的情况下出现单侧足下垂，但这种情况非常罕见。

- **腰椎滑脱（发病指数☆）**

腰椎椎体的滑脱可以导致支配足背伸的小腿前区的神经（腓总神经）受到损害，导致足下垂。理论上，与腰椎椎管狭窄的道理基本一致。有经验的临床医生都会发现，绝大多数腰椎滑脱患者都不会出现足下垂症状。这是因为，大部分腰椎滑脱都是一个慢性过程，一般是可以被人体脊柱力学系统缓慢代偿的。但是，急性创伤造成的腰椎滑脱，可能会导致马尾神经或神经根损伤过于严重，使得代偿不及，造成腓总神经的部分损害，需要引起警惕。

鉴别诊断

足下垂并非只是在腰椎退变性疾病时出现，在主管足背伸动作的神经支配通路上，任何一段受到损伤都可能发生足下垂，包括高位中枢神经系统的病变，如脑瘫、先天性马蹄足、脊髓灰质炎后遗症等，但是这些疾病一定还会伴有其他相关的中枢神经系统病变症候群，比较容易鉴别。而周围神经肌肉病变，诸如进行性肌营养不良、筋膜间隔综合征及周围神经损伤也可以导致足下垂，可以通过这些疾病的特有体征和症状予以鉴别。下列一些情况有时需要与脊柱退变性疾病引发的足下垂进行细致的鉴别。

- **胸椎椎管内肿瘤（发病指数☆）**

某些良性肿瘤，诸如胸椎椎管内的脊膜瘤有时会通过部分阻断脊髓传导束而阻断腓总神经，逐渐出现单侧下肢的足下垂症状。

● 颅内肿瘤（发病指数☆）

有些颅内肿瘤（如脑脊膜瘤），如缓慢生长在某一侧大脑的脑脊膜瘤，也会出现对侧的足下垂。

选择治疗

如果明确诊断为脊柱力学问题造成的足下垂，部分患者可以考虑保守治疗。但是，一定要区别不同的具体情况。

1. 腰椎间盘突出症引发的足下垂

一般认为，当腰椎间盘突出症伴有足下垂时应该是手术的绝对适应证，但实际情况并非如此简单。有时即便是做了手术，神经功能的完全康复也不是绝对的。只有那些早期发现并及时（24小时内）做手术的患者才有更高的康复概率。但很少有人可以在这么短的时间内完成手术，而且即便很早做了手术也并非一定可以康复。足下垂症状能否恢复，与多种因素有关，主要包括年龄、发病时间、损伤程度（肌力损害的等级）等方面。患者越年轻、病程越短、损伤程度越轻，其相对恢复的可能性就比较大；否则，恢复可能性小，甚或不恢复。这些情况都与神经损伤难以逆转的基本特性有关。

腰椎间盘突出症出现足下垂也有两种情况：一是行走时足尖无法完全抬起，有明显的跛行，同时伴有腰及下肢疼痛；二是除了跛行和足下垂以外，不伴有下肢及腰部的疼痛。前一种情况，虽然也属于手术治疗适应证，但有时可以通过保守治疗达到一定程度的缓解或痊愈；而后者只能采取手术治疗，且需迅速及时，如若错过了最佳手术时机，也很难达到康复。

2. 腰椎管狭窄症、腰以上脊柱损伤及腰椎滑脱引发的足下垂

前面提到，影像学意义上的椎管狭窄、腰椎滑脱大都不会造成足

下垂，但也有特例，要十分警惕，且一般都要实施手术治疗。

3. 腰椎以上脊柱关节紊乱造成足下垂

比较少见，大部分症状比较轻，有时只是表现抬足无力。治疗上可以做保守治疗的尝试，通过改善微循环达到缓解症状的目的。

总之，那些属于脊柱损伤退变性疾病引发的、处于慢性刺激状态的患者可能还有保守治疗的余地，可以在诊断明确的基础上，接受相应的保守治疗措施。而那些由于急性损伤而突发的足下垂症状，一般还是应该选择紧急手术。

康复措施

由于腰脊柱损伤退变性疾病导致的足下垂患者，无论接受保守治疗还是手术治疗，大都不能很快获得康复。即便进行了手术治疗，也经常因为错过了最佳时机而达不到理想效果。该类患者康复阶段的恢复性训练十分重要，主要是下肢的力量训练，同时包括肢体平衡、控制、协调等方面的训练。对于部分患者可以尝试患侧下肢的踮足尖行走训练：每天行走训练2～3组，每组30分钟；行走时每隔5分钟实施患侧踮足尖行走半分钟至1分钟。与此同时，患者还要注意一般性的腰椎功能康复训练（请参考第5章的相关章节）。

保健预防

请参考第5章的有关内容。

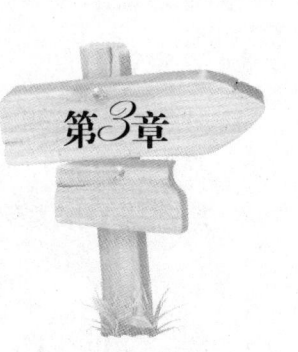

第3章 选择恰当的治疗

作者提示：脊柱损伤退变性腰椎病的保守治疗方法很多，涉及多个医学学科和专业。"公说公有理，婆说婆有理"，到底谁有理，关键在机理。本章就常见保守治疗方法的机理问题做一个简介，希望让读者有个初步认识。

腰椎病大多可以实施保守治疗，只有很少一部分需要手术干预。有资料显示，在中国大陆地区寻求治疗的脊柱软组织损伤类患者中，约99%以上主要接受保守治疗（欧美的统计约为95%），只有不到1%的患者接受手术治疗（欧美约为5%）。关于手术治疗方法有许多脊柱外科专著给予介绍，这里仅就保守治疗的基本方法做简要介绍。

目前，临床上比较常用的保守治疗方法很多，甚至跨越多个专科，我国的情况尤其如此。那么，从众多的治疗当中，如何选择恰如其分的、适合自己病情的治疗呢？这往往是患者十分头痛的问题。本章主要介绍各种常见保守治疗的基本原理，使患者初步明确对自己疾病可能有效的治疗方法。作者以为，从力学结构角度上看，保守治疗大致可以分成两类，一是非结构干预类保守治疗，二是结构干预类保守治疗，简介如下。

1 非结构干预类保守治疗的基本方法

所谓非结构干预，是指对腰椎关节结构不进行干预的保守治疗。常见方法如下。

支具固定

支具固定的主要器具有硬腰围、胸腰支架等固定器具。

主要机制 限制腰椎的活动。通过制动，减少局部损伤性的刺激，达到消除局部损伤性炎症、缓解疼痛的目的。

适应证 大部分腰椎疾病的急性期，如发生了典型的神经根刺激或急性腰痛症状者。此时，患者任何腰部动作都可能诱发或加重症状。

注意事项

（1）极少数皮肤过敏者，不宜贴身佩戴皮腰围。

（2）腰围需要按照医生的医嘱佩戴，一般只是在刺激症状严重、脊柱容易失稳时才佩戴。但即便在急性期，卧床状态下也不必佩戴腰围。

（3）如果疼痛基本缓解或只是偶发疼痛，一般不必佩戴腰围。长期佩戴支具会造成椎旁肌肉僵硬，甚至出现萎缩，影响肌肉的协调能力。

卧床

卧床休息是最古老、最常用的保守治疗方法。

主要机制 与支具固定一样，也是一种制动手段。同时可以减轻关节负荷。

适应证 同支具固定。

注意事项

（1）同时伴有颈椎病的患者要尽量减少绝对卧床时间，因为卧床会造成颈部肌肉缺血和关节僵硬，不利于颈椎疾病的恢复。很多腰椎疾病患者长期卧床后都继发形成了颈椎问题。

（2）即便是急性期患者也不必整天卧床，只要不产生刺激性症状，就应该做肢体的规律性运动。

（3）卧床的床具应该是硬板床加厚褥子，棉质褥子的厚度大约是5~10厘米，也可以睡加强型的席梦思床垫。判定床硬度的简易方法是：患者仰卧位，全身放松，家人用手平展开伸到腰下，如果感觉到有阻力但能够大部分插入，意味着床的硬度恰到好处；如果十分用力也很难插入，说明床具太软；若很容易插入，则说明床具太硬。

（4）卧床姿势要以不诱发或不加重疼痛为原则，屈曲侧卧较平卧更能避免刺激性疼痛。

药物

药物治疗是一种非常重要的治疗手段。药物大致分成镇痛消炎、营养神经、改善血液循环等几种类型。

主要机制 通过药物治疗达到消除刺激性炎症和水肿（刺激水肿期的患者一般会有比较剧烈的疼痛）、改善神经营养状态（神经功能障碍患者一般存在无力、麻木等感觉异常症状）和局部血液循环（主要针对慢性疼痛、僵硬症状为主的患者）等。

适应证 根据状况的不同，采用不同的药物。

（1）急性疼痛期多使用非甾体类消炎镇痛药物，有时甚至会增加一些脱水药物。

（2）慢性炎症状态时，可使用一些改善微循环类药物。

（3）有神经损伤征象时应该使用一些神经营养剂。

（4）一般亚急性期或慢性恢复期的患者可以使用一些中药或中成药，但中药的使用需要辨证实施才会更为准确。根据患者情况的寒热虚实和个体状态辨证用药是中医的精髓，因此不能以病求药，要以证求药。正规的中医师会结合患者的个体情况给出恰当的中药处方或成药。

针灸（针刀）

针灸是最为古老的治疗方法，传统上用于镇痛治疗。

主要机制 针灸是针刺（图3-1）和艾灸（图3-2）两种治疗的统称，临床上更为常用的是针刺治疗。针灸的治疗机制并没有完全阐明。一般认为，针刺属于一种非伤害性刺激，可以调节神经递质的分泌，改变神经对冲动刺激的感应，进而达到镇痛效应。通过镇痛效应实现局部肌肉痉挛的缓解，使关节刺激性绞锁状态得到改善。艾灸则是通过艾草的温经散寒止痛作用，在特定的穴位上堆积点燃后通过温热效应达到促进局部血液循环、解痉镇痛效应。临床上，针刺的应用

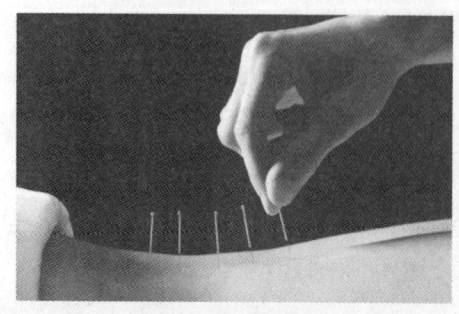

图3-1 针刺治疗　　　　　图3-2 艾灸治疗

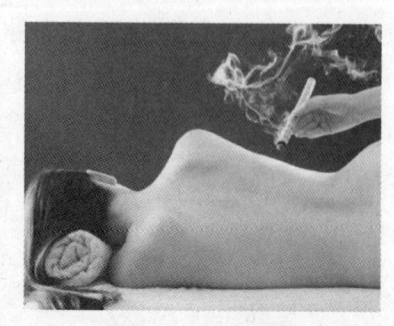

远比艾灸更普遍。

针刀治疗是近40年来出现的一种微创疗法，结合了中医针灸理论和现代软组织剥离术的一些基本理论，是中西医结合的产物。尽管其理论仍然存在许多争议，但在国内医疗市场的确占据了一席之地（图3-3）。一般认为，针刀治疗主要通过微创针具在受累疼痛局部做松解剥离，达到解除局部粘连、改善局部血液循环的作用。有人甚至认为，针刀可以切断部分感觉神经纤维、截阻痛觉反射传导，进而达到镇痛效应。

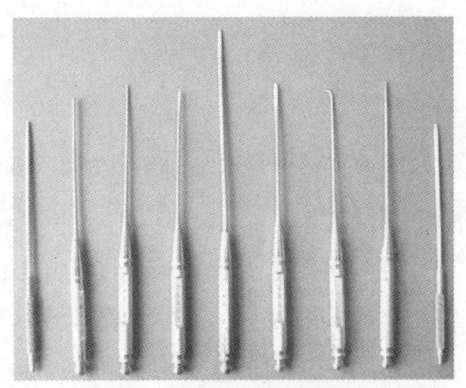

图3-3 不同类型的小针刀

参考适应证 以疼痛、麻木和急慢性肢体功能障碍为主要症状的各种疾病，理论上都可以使用针灸或针刀治疗。

注意事项

禁用或慎用针刀治疗的情况如下：

（1）严重内脏疾病或体质虚弱不能耐受针刺或针刀刺激者。

（2）全身或局部有急性感染性疾病不能接受针灸和针刀治疗。

（3）施术部位有重要神经血管或有重要脏器而施术时无法避开的一般不能做针刀治疗。

（4）凝血机制不良或有其他出血倾向的患者慎用针灸治疗，禁用针刀治疗。

（5）精神敏感、血压高、心脏病患者慎用针灸治疗，禁用针刀治疗。

（6）恶性肿瘤患者禁用针灸或针刀治疗。

封闭

封闭治疗是一种神经阻滞治疗技术,是以麻醉制剂为主的局部药物注射治疗。

主要机制 利用麻醉制剂的神经阻滞效应,辅佐应用类固醇制剂(目前也有混用神经营养等药物),达到局部缓解炎性损伤刺激的效应。封闭主要分为痛点封闭、椎旁小关节封闭、神经根封闭、硬膜外封闭、骶管封闭等(图3-4)。消除局部刺激和水肿是封闭治疗的主要作用,对于异常结构(如骨刺或突出椎间盘等)并没有溶解或消融作用。

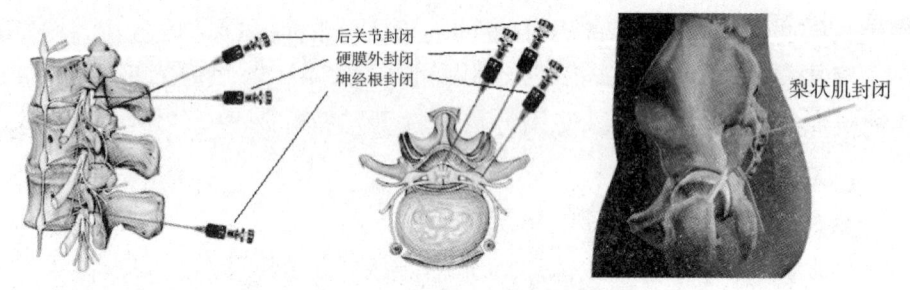

图 3-4 常见腰椎封闭点示意图

适应证 各种炎性刺激性急慢性软组织疼痛都可以使用封闭治疗。

注意事项 局部封闭治疗属于一种传统的常规骨科或软伤科治疗方法,安全可靠,历史悠久。但是,如同其他所有侵入性治疗一样,封闭治疗也有可能出现一些比较罕见的副作用。有下列事项需要提醒患者:

(1)尽管使用药典规定的不需要做过敏实验的常规药物,但仍然会出现极个别的药物过敏现象,医生常常无法预测,患者则需要慎重选择。

（2）有时可能因紧张等因素出现体位性晕厥或疼痛性休克。因此，患者一定要向医生告知既往病史，尤其是心脑血管疾病的病史，并尽量放松情绪，配合完成治疗。

（3）封闭操作时，恐惧或体位变化可能导致肌肉痉挛、滞针等现象。患者应尽量保持放松状态。当偶然需要咳嗽等体位变化动作时，一定要先向医生示意，避免发生意外。

（4）不要空腹接受封闭治疗。

理疗

理疗是物理治疗的简称，涵盖面很广，但临床上主要指的是使用物理仪器的治疗。这些能产生某种物理因子的仪器可以透过人体体表产生效能，达到治疗或缓解症状的目的。常见的理疗仪器所产生的物理因子包括电、声、光、磁、水、压力等。理疗仪的治疗相对比较安全，许多情况下对包括腰椎在内的脊柱软伤疾病都十分有效。

主要机制 大部分理疗仪器都是通过物理因子的局部作用，改善受累区域的微循环，以促进炎性因子的吸收，进而达到消除炎性刺激的效果。

适应证 主要用于相对表浅的急慢性关节及软组织劳损性炎症刺激。

注意事项

（1）目前最常见的理疗仪器是产生热效应的理疗仪，诸如短波和超短波、微波和红外线等理疗仪。而热效应的直接作用就是引起人体局部组织的血管扩张，血流量增强，增加人体组织的血液灌注量，促进组织细胞的新陈代谢，最终有利于炎性因子的吸收。因此，改善受累局部的血液循环程度与疗效有直接关系。不过，这类热疗效应的仪器在组织损伤的水肿期并不适合应用。所以，在腰腿痛的急性刺激期一般不宜使用这些仪器。

（2）目前有很多简单的家庭用理疗仪器，大多以脉冲电、磁效应为主，可以达到一定程度的肌肉放松和消炎镇痛作用。但是，有些厂家的宣传对产品的功效有所夸大，甚至说成无所不治的万能仪器。除了需要认真阅读产品说明书以外，患者必须明确，由于对家用理疗仪器安全性能要求比较高，其治疗性能会因此相应地大打折扣。

（3）虽然当前国内外市场有许多种类的磁疗仪，但关于磁疗的治疗作用仍然具有争议。有些临床研究似乎证实了磁疗的健康促进作用，包括缓解和消除导致腰腿痛的软组织炎症的作用，但国际上的主要科学机构仍然将磁疗归类为替代医学方法的范畴。这就意味着，从现代医学科学角度上看，到目前为止的既往各种有关磁疗医疗作用的相关临床研究都被认为是不严谨的。

非结构干预保守治疗的缺憾

上述各种治疗对于脊柱的力学结构紊乱都不做调整，只是聚焦于结构紊乱引发的软组织刺激性炎症。我们知道，无论是哪种脊柱劳损与退变性疾病都与结构状态失常有关，单纯处理紊乱引发的局部软组织刺激，有时也可以使关节紊乱得到恢复，但这种恢复大多并不完善。而结构紊乱状态不能得到圆满的纠正，必然影响脊柱力学的平衡。

换句话讲，如果脊柱关节出现紊乱（无论是继发于周围软组织损伤，还是本身的关节错位），只是通过各种办法去缓解周围刺激性炎症或镇痛，一般很难达到错位结构的完全恢复。当软组织刺激消除以后，

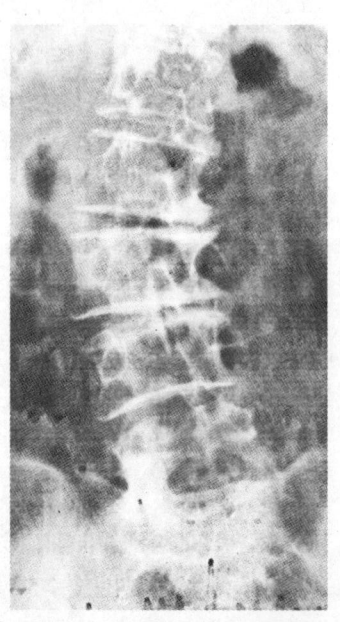

图 3-5　64岁妇女的腰椎片

即便疼痛症状消失，结构紊乱仍然可能存在或部分存在，最后导致结构失衡的残存，为将来的力学结构平衡留下隐患。图 3-5 是一个 64 岁农村妇女的腰椎 X 光片，可以看到明显的腰椎侧弯。患者叙述曾经多次发生腰椎的劳损和扭伤，但从未认真经过关节调整治疗，大多依靠吃药或卧床缓解症状。随着年纪的增长，症状越来越频繁，最后不得不住院治疗。这与年轻时的治疗不当有关。当时的治疗没有对紊乱的关节进行调整，使关节紊乱残存和遗留，最终导致腰椎不稳。

② 结构干预类保守治疗的基本方法

顾名思义，所谓结构干预是指那些对脊柱结构会产生力学影响的治疗方法，主要包括以下几种。

牵引

牵引治疗是颈腰椎损伤与退变类疾病最常进行的、较为传统的保守治疗方法之一，很早就在教科书上有所记载。

主要机制 牵引的原理无外乎减少椎间压力负荷，缓解小关节刺激及椎旁肌痉挛。其治疗关键在于拉开椎间隙、增大椎间孔、松解椎间关节（间盘及后关节）绞锁，达到减缓压力负荷的目的。

主要作用 理论上讲，腰椎牵引可以达到拉开脊柱各个椎节间的间隙，甚至可能使得已经突出椎间盘组织被还纳回去，进而减少突出髓核组织对神经根的刺激（图 3-6）。但是，最近几十年有许多研究表明，牵引虽然可以拉开腰椎椎节的椎间隙，但并不具备使得突出椎间盘还纳的效应。

适应证 牵引的适应证与卧床的适应证基本相同，主要用于急性

（1）颈椎牵引　　　　　（2）腰椎牵引

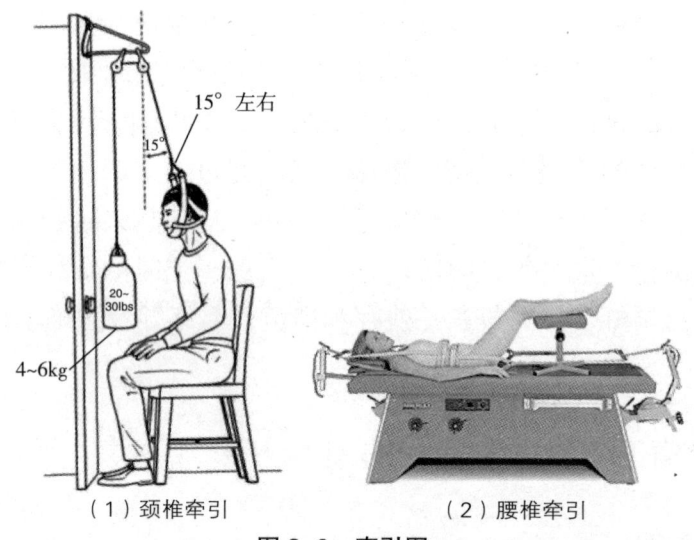

图 3-6　牵引图

刺激状态下的腰椎关节紊乱或腰椎间盘突出症，特别是存在脊柱侧弯的患者。

注意事项

（1）牵引治疗目前有泛滥的趋势。似乎所有的腰椎疾病都采用牵引治疗，这是不可取的。比如，急性损伤水肿刺激较严重的阶段，牵引本身会刺激受累的韧带和肌肉，反而可能造成局部损伤加重。最简单的评价办法就是疗效观察，如果出现牵引过程中或牵引后症状加重或毫无疗效都不应再行牵引治疗。

（2）倒挂腰椎牵引（图 3-7）也是时髦一时的牵引治疗。但是，有些老年患者或有心脑血管疾病的患者最好不要使用。

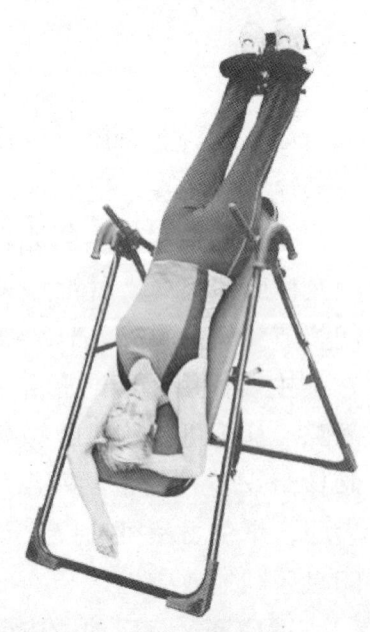

图 3-7　倒挂牵引

（3）腰椎牵引存在一定的风险，自己在家用简易或商场买的牵引器做腰椎牵引要格外小心，时间过长、重量过大等情况都可能造成损伤。由于牵引不当造成损伤加重的病例并不少见。

一次性"腰椎三维正脊疗法"

在临床应用传统牵引治疗时，医生们发现，在许多情况下，脊柱力学紊乱疾病的主要原因并不是所谓的椎间隙狭窄，而是后关节痉挛性绞锁（错位）。一般的牵引治疗不能完全缓解关节的不对称绞锁和椎体的旋转位移，所以，应运而生了腰椎三维正脊疗法，即在腰椎牵引状态下，增加一个突发的旋转扭力，借此达到缓解和纠正关节错位的效应。这种治疗对于关节紊乱的纠正可能会带来一定效果，临床上也的确取得了一定的疗效，这也是基于旋转类脊柱手法的基本原理而设计的牵引方法。但作者认为，和一般的脊柱手法一样，这种方法对突出的椎间盘不可能产生任何还纳效应。但是，由于机器设定的旋转扭力的依据与操作者的经验有关，所以在选择这种治疗时要十分慎重。目前，关于这种牵引与传统牵引方法的临床疗效差异仍缺少更多的临床观察。

手法治疗

手法治疗有很多门派，包括中医的推拿疗法（别称正骨、按摩等），欧美的整脊疗法、整骨疗法、手法物理治疗等。如果我们不考虑其门派的特点，单纯根据手法的作用形式可以分成下面三种类型。

1. 关节松动

也称为关节被动运动手法，是一种使关节在运动极限内被动实施运动的方法。通过关节运动幅度的逐渐增加，松解关节周围软组织的痉挛，达到缓解关节紧张、涩滞的状态，改善局部血液循环，促进炎症的吸收。欧美的整骨治疗师和手法物理治疗师都将这种手法专门别类，在我国则被兼容于推拿手法之中（图3-8）。

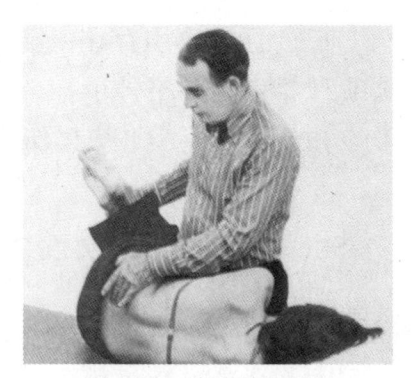

图3-8　椎关节松动术

2. 关节调整

也可称为冲击手法。该手法是针对关节出现绞锁的解锁手法，或曰关节纠正手法、关节复位手法。通过关节极限位后的冲击调整，使关节解除绞锁，恢复正常的结构和运动状态（图3-9），进而改善关节周围由于关节绞锁引发的肌肉痉挛性刺激，促进刺激性损伤炎症的吸收。该方法在欧美以整脊治疗医师最为推崇，国内的传统中医及中西医结合正骨、按摩、推拿医师也经常使用。

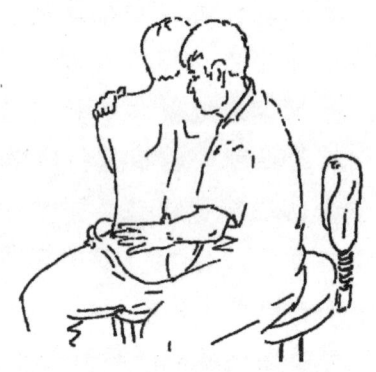

图3-9　腰椎关节调整

3. 软组织手法

软组织手法是针对局部软组织痉挛而实施的一种按摩手法，以我国传统中医按摩师最为推崇。传统中医按摩师将按摩手法在皮肤上实施的牵拉、点压、揉捏、摩擦等动作分成十几种形式，通过经验归类和五行类比，赋予不同的功效，并以此指导临床实践达数千年。而西方欧美的软组织手法则目的单纯，以能够达到松解局部肌肉紧张痉挛为基本原则。这种软组织的按摩手法据说具有抑制致痛因子的作用。当然，主要还是用于缓解局部软组织的痉挛紧张状态（图3-10）。

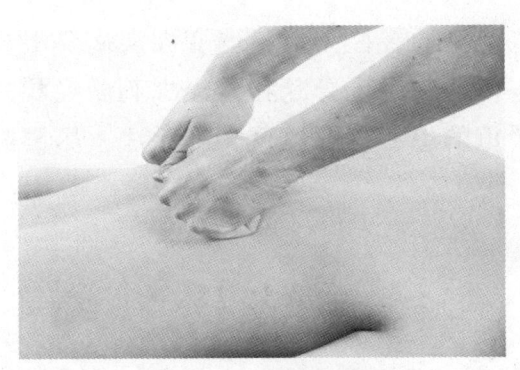

图 3-10 软组织手法

上述三种手法在临床实际的治疗中大多是合并运用的。软组织手法多在先，关节松动次之，关节调整最后。但也有人将软组织手法和关节松动手法合并运用，关节调整手法大多放在最后。国内传统中医推拿医师经常将这三种方法穿插结合，总结成多种套路，形成所谓的推拿疗法。国外则统称为手法治疗（Manual Therapy）。

主要机制 手法治疗是针对两个基本问题设计的治疗方法，一是脊柱关节的刺激性紊乱和畸形状态；二是椎旁肌肉的痛性痉挛。前者主要通过关节手法来进行调整，后者则主要应用软组织手法来进行松解。

适应证 手法治疗几乎适合于各种类型的脊柱劳损与退变性疾病。但在具体实施时需要十分谨慎。

注意事项

（1）在中国，脊柱手法治疗被包括在推拿、按摩、正骨等治疗之中，不同的医师有不同的侧重，或者侧重软组织，或者侧重骨关节，但无论侧重点有何不同，脊柱关节调整都是脊柱手法的核心。

（2）相对其他部位来讲，脊柱手法治疗有很高风险，没有经过医学基本培训或正规训练的人，很难把握手法治疗的尺度，容易出现偏差。

（3）对有些类型的脊柱劳损与退变性疾病要十分慎重地实施手法治疗，主要包括那些出现脊髓和神经根刺激症状的患者。对有些关节损伤比较严重的患者也要慎重实施手法，尽量避免接受粗暴的手法治疗。

全麻大推拿

20世纪中叶，流行过一段全麻大推拿手法（Manipulation under Anesthesia, MUA）。这种方法的基本理论是通过全身麻醉阻滞疼痛感觉，使疼痛刺激性痉挛状态得以解除，从而比较顺利和容易地实施关节位置的调整和复位（图3-11）。全麻大推拿曾经在东西方都很流行。但是，由于该方法麻痹了患者的感觉神经，使患者失去感知和保护能力，在手法实施过程中，可能对局部敏感组织（如神经根等）造成损伤。麻药药效消失后则可能表现出严重的刺激反应。况且，麻醉本身也存在一定的风险，患者选择时要十分慎重！

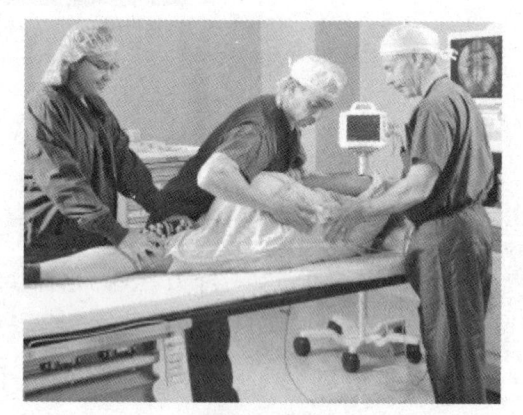

图3-11 麻醉下腰椎关节调整术

第4章 常见脊柱疾病临床问题的误区

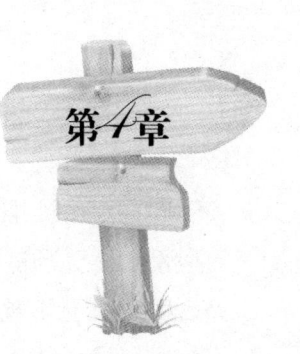

作者提示

众所周知，脊柱相关性腰腿痛的诊治并没有达到尽善尽美的地步。甚至在医学界内部，学术争议也异常尖锐。这些学术争议对广大患者和公众产生了很大的影响。本章就临床上常见的、令大家感到"纠结"的问题提出作者的一些看法。

腰椎病的知名度很高。但是，正如作者在本书的概论中提到的，由于这类疾病涉及学科非常多，不同的专科对疾病的研究和观察角度并不完全一致，所以，在学术界产生了许多争议。这不仅为基层医务工作者带来了许多困惑，更为不懂医的患者带来了许多误区。作者根据30余年从事脊柱软伤临床工作的专科治疗经验，结合大量的临床观察和试验，将一些比较常见的临床争议提出来，并附上个人的解读，希望为广大读者和同道们以初步解惑和抛砖引玉的作用。

误区 1　腰椎间盘突出症伴随马尾神经损伤必须立即做手术

马尾神经是脊髓末端（所谓脊髓圆锥）下面的神经丛，一般起始于第 1～2 腰椎，是支配腰骶区及下肢运动和感觉的神经组织，也包括膀胱及直肠等内脏器官的功能。当腰椎间盘突出症患者的突出髓核较大或处于游离脱出状态时，马尾神经就可能受到比较广泛的刺激，产生支配区域的功能异常。比较典型的症状包括大小便异常（频数或癃闭）等症状（参见第 2 章内容 3）。根据一般教科书记载，马尾神经损伤属于手术治疗的绝对适应证。但是，根据作者的经验和部分文献报道，马尾神经损伤并非完全不能采用保守治疗，甚至可以实施手法治疗。不过，保守治疗是有一定条件的，一般那些仅仅出现马尾神经不全损伤刺激症状（大小便次数增加，局部及下肢疼痛明显等）的患者才可以尝试保守治疗甚或手法治疗。而那些马尾神经完全损伤的患者，出现神经压迫阻断症状，诸如大小便失禁或潴留、癃闭（有尿意或便意却无力排泄）等，则不能通过保守治疗而康复，往往需要紧急手术。但是，即便可以实施保守治疗或手法治疗的患者，也需要非常有经验的医生来给予实施。请参见第 2 章内容 3。

误区 2　保守治疗可以祛除、溶解或还纳突出的腰椎间盘

从传统病理认识上看，腰椎间盘突出症主要病理关键是突出的椎间盘髓核组织。而无论哪种保守治疗方法，还没有一种可以直接针对突出髓核产生效应，针灸、推拿、按摩、封闭等都是如此。这些保守治疗的具体机制参见本章的"误区 21"。从这个意义上看，保守治疗似乎是很难去"根"的。不过，从腰椎间盘突出症的病理认识上看，保守治疗腰椎间盘突出症的关键并非是针对突出髓核组织。所以，接受保守治疗的患者不必过分纠结于是否"祛病根"的问题，只要是能够缓解症状达到相应的生活质量，也就达到了医学上的临床治愈。

第4章 常见脊柱疾病临床问题的误区

误区3　长了骨刺必须治疗

成年人的椎体一般都会有一些椎体边缘的"唇样"增生，X光片上可以看到尖锐的鸟嘴样突起，俗称骨刺［图2-3（2）］。越是运动活跃的区域，增生越明显。这种骨刺一般没有临床意义，人们一般不会因为这些骨刺而受到病痛的困扰。除非有些骨刺在椎管内过分生长，影响到了重要的神经组织，才可能对机体产生影响。但是，即便在椎管内有骨刺生长，也并非一定具有临床意义。本书第2章里的图2-14就是一位54岁中年女性的腰椎CT片，其椎管内横截面的80%以上都被增生的骨赘所填满，比正常人CT片中的椎管空间小得多，但她仍然十分健康，并无任何相关问题，CT结果仅仅是体检中的偶然发现。

误区4　椎间隙狭窄会瘫痪

整个脊柱不同区域的椎体结构并不相同，颈椎最小，腰骶椎最粗壮。椎体高度和椎间盘高度有一个特定的比例，不同的区域，比例不同，其比例分别为：颈椎区域为3∶1，胸椎区域为6∶1；腰椎区域为2∶1。椎间隙所占比例越大，区域内的椎间关节活动幅度就越大（图4-1）。如果椎间隙变得狭窄了（椎间盘老化退变所致），椎体与椎间隙的高度比例就变大了，该椎体的运动功能就打了折扣。但是，这并不意味着一定会出现临床问题，一般这种狭窄都是椎间盘的逐渐退变造成的。脊柱的整体代偿功能很强，局部出现的椎体间隙狭窄往往可以通过其他节段的运动功能来补偿

	颈椎	胸椎	腰椎
椎间盘高度	1/4	1/7	1/3
椎体高度	3/4	6/7	2/3

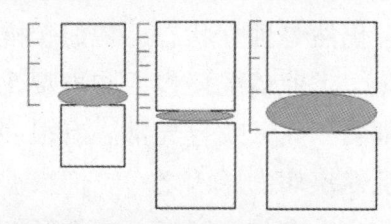

椎体与椎间盘高度的比例与关节运动幅度有关

图4-1　脊柱各个区域椎体与间盘高度的比例

和替代，可能不出现临床问题。但是，这些狭窄的节段毕竟丧失了部分运动能力，是一个容易造成损伤的薄弱环节。如果是老年人，整个脊柱的椎间隙都出现狭窄，脊柱功能将大打折扣，造成损伤的概率更高。

椎间隙狭窄一般与瘫痪并无直接关系。除非狭窄是由于椎间盘溢出纤维环，突入椎管内，对脊髓或神经根组织产生压迫和刺激，但这大部分都是慢性过程，一般也不会造成瘫痪。如果突出是由于急性损伤导致，过程比较紧急，或许会导致损伤处以下的神经支配区域出现瘫痪或部分瘫痪。

误区5 脊柱隐裂、骶椎腰化、腰椎骶化或其他椎体畸形是导致腰痛的原因

脊椎椎节在不同的区域有一定的固定数目，颈椎有7节，胸椎有12节，腰椎有5节，骶椎是由5节椎体融合形成一体。这是一般的规律。但在实际人群中，各个区域的数量可能会由于发育异常而产生一些变化。一般是在总体数量不变的情况下，可能少一节胸椎而多一节腰椎，或者多一节胸椎少一节腰椎等。医学上称这些改变原先应有形态的椎体为移行椎。比如，一般只有胸椎才有肋骨，但是，部分人的第一腰椎上的横突会先天比较长，形成了游离肋骨形态，变成了胸椎的基本形态。医学上将该椎体称为腰椎上的移行椎。腰椎因此少了一节，而胸椎就多了一节，也被称之为腰椎胸化；如果是第一骶椎没有与其他的骶椎节段融合在一起，仍然是独立状态，貌似腰椎形态，则成为骶椎的移行椎，叫骶椎腰化。类似情况还包括胸椎腰化、单纯性骶椎隐裂等。诸如此类，一般都属于先天发育异常。有很多医生对此非常重视，认为是脊柱力学紊乱性疾病的原因之一。但根据我们目前的临床观察，这种解剖学异常大多没有临床意义。有的解剖畸形伴有神经组织的异常，则需要引起高度重视（图4-2）。

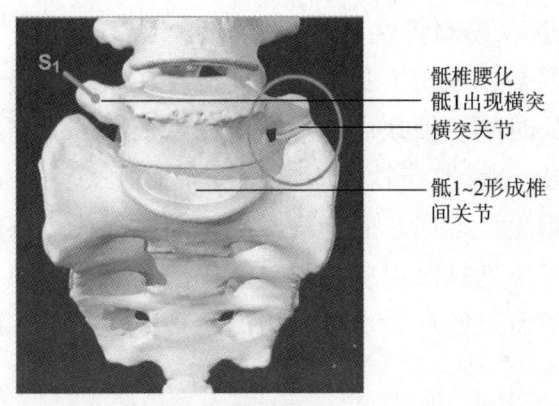

图 4-2 骶椎腰化

> 误区 6　腰痛患者必须佩戴腰围

硬质腰围等支具固定腰椎的目的是限制腰脊柱的活动，通过制动，减少局部损伤性的刺激，达到消除局部损伤性炎症、缓解疼痛的目的。除了极少数皮肤过敏者以外，一般腰痛患者都需要佩戴内含钢板的硬质腰围。但是，腰围需要按照医生的医嘱佩戴，一般只是在刺激症状严重、脊柱容易失稳时（如坐车时）才佩戴。急性刺激缓解后，一般的行走活动并不需要一直佩戴腰围。长期佩戴腰围会造成椎旁肌肉僵硬，甚至萎缩，丧失了本身应有的对脊柱运动的协调和保护功能。

> 误区 7　颈腰痛患者都必须卧硬板床

卧床休息是最传统和最常用的保守治疗方法，主要是通过制动和减轻关节负荷，达到缓解局部刺激、促进损伤修复的目的。一般腰痛患者，医生常会嘱咐其卧床休息，而且强调卧硬板床。但实际上，临床情况并非一概而论。

首先，腰痛患者并非一定要卧床，尤其是那些慢性期的腰痛患者，卧床后或许会加重疼痛，相比较行走反而轻松些，这种情况就不宜长期卧床休息。我们将这种慢性腰痛称为"僵硬痛",顾名思义,就是由于各种因素导致腰椎受累关节周围存在软组织慢性劳损,关节周围肌肉韧带长时间僵硬缺血、弹性缺失。长期卧床姿态将使局部血液循环更差,出现韧带等软组织进一步淤血,炎性物质出现聚集瘀滞,最终导致刺激性疼痛。而翻身或起床动作往往可以诱发更严重的刺激,致使患者感到越卧越痛。起身下床活动后,局部软组织张力逐渐恢复,加速了血液循环,炎性刺激产物被很快带走,患者自然感到很轻松。

其次,即便急性期患者,也不必一定完全卧床。卧床1~2个小时后可以利用如厕时间起身稍事行走活动。只要在行走过程中没有发生疼痛加剧,反而比一直卧床休息恢复得更快。当然,行走时间要量力而行,即便没有疼痛加剧,每次行走活动也不易超过20分钟。到底什么情况下不需要完全卧床,有一个简单的判断方法:只要下地行走或坐位状态不会立即产生疼痛不断加重的感觉(尽管有点疼痛和不适)即可。

再者,是否一定要卧硬板床?也不竟然。有些患者由于疼痛或其他原因伴有比较严重的腰椎后突畸形,卧床时床板太硬会导致疼痛加重,此时,硬板床上增加厚褥子更能缓解疼痛感。也可以尝试使用略有弹性的加强席梦思床垫。总之,是否使用硬板床主要根据患者的感觉,不会诱发疼痛加重的床铺就是合适的床铺。

但是,颈椎病患者一般都不宜长期卧床,因为卧床会造成颈部肌肉缺血和关节僵硬,不利于颈椎疾病的恢复。之所以很多腰椎疾病患者长期卧床后继发形成了颈椎问题就是这个原因。也就是说,只要不加重颈椎局部症状或出现明确的不适感,颈椎病患者一般最好少卧床。当然,也有一些特殊类型的颈椎病,只要起身就会引发剧烈的局部疼痛或头晕,这些患者就只能卧床休息了。

误区 8　止痛药可以长期服用

大部分关于颈肩腰腿痛的止痛药物都属于非甾体类消炎镇痛药。这里所说的炎症是软组织损伤造成的局部水肿、渗出等炎性改变，并非细菌感染。这类药物多有胃肠刺激或肝肾功能损害，对血压也有一些影响，一般不宜长期服用，有胃病、肝肾疾病或高血压患者慎用。

误区 9　止痛药只是止痛，没有治疗作用

医生常常给许多腰腿痛患者开具止痛药物，患者虽然口服有效，但通常认为，口服止痛药只是单纯止痛、"不祛根"，甚至忍痛不服药。其实，这是不正确的。止痛药主要分为两类，一类是中枢镇痛药，一类是非甾体消炎镇痛药。腰腿痛患者使用的止痛药一般都属于非甾体类消炎镇痛药，这些药物具有消除"无菌性"炎症的作用。而软组织损伤的基本病理特征就是无菌性炎症刺激。有些情况下，单纯通过这类止痛药就可以缓解或消除损伤诱发的局部水肿、渗出等炎性改变，达到治疗作用。当然，单纯使用止痛药有时并不能消除症状，特别是那些导致关节结构紊乱或出现非常严重的急性软组织炎性水肿的损伤，需要配合其他治疗才能达到治疗目的。

误区 10　中药没有副作用，可以长期服用治疗腰腿痛

大多数治疗腰腿痛的中成药里面都包含辛温发散和活血化瘀的药物，这些药物一般是通过促进局部血液循环达到修复肌肉及韧带损伤的目的，大都不适于急性期刺激症状比较严重时使用。因为急性期患者局部充血和水肿刺激比较重，使用这类药物往往会增加炎性渗出。同时，这些药物大多对胃肠道也有刺激作用，有胃肠道疾病的患者要慎重服用。另外，大部分这类中草药或中成药都含有祛风镇痛类的成分（如马钱子、全蝎、蜈蚣等），这些药物都含有诸如士的宁等生物

碱类毒性成分，不宜长期或过量服用。

误区 11　药酒可以治疗腰腿痛，喝酒也有同样功效

传统上，中国人将药酒作为治疗腰腿痛的良药之一，中医学经典书籍中也有用酒做药引的治疗方剂。这类治疗方法主要是针对风湿寒症类的慢性腰腿痛，相当于现代医学中的风湿、类风湿性腰腿痛。临床实践中发现，少许饮酒对风湿性慢性腰腿痛的确有缓解症状的作用，但对于劳损与退变类脊柱疾病的急性期或亚急性期并不适用，因为酒精具有很强的活血效应，容易加剧损伤性炎症的刺激。另外，长期饮酒或酗酒不利于脊柱的康复和保健。具体参见第5章。

误区 12　药物治疗能祛除骨刺

有些厂家或广告夸大或误导药物作用，提出口服药物具有所谓"祛除骨刺"的效应，这是不科学的。骨刺是正常骨组织的异常增生，一般与增生部位骨质出现了应力要求有关。在脊柱椎体缘上出现的骨质增生，是这些位置上附着的韧带组织长时间牵拉应力导致的。这些增生的骨赘成分与正常骨组织并无区别。目前临床上还没有发明一种药物能够识别出增生的骨刺和正常的骨质，当然谈不上一种药物只是针对性地祛除骨刺而不损害正常骨质。

误区 13　针刀可以去除骨刺和突出的椎间盘

针刀治疗是近40年来出现的一种微创疗法，结合了中医针灸理论和现代软组织剥离术的一些基本理论，是中西医结合的典范。尽管其理论仍然存在许多争议，但在国内医疗市场的确占据了一席之地。作者认为，针刀治疗主要通过微创针具在受累疼痛局部做松解剥离，达到解除局部粘连、改善局部血液循环的作用，甚至可以切断部分感觉神经纤维、截阻痛觉反射传导，进而达到镇痛效应。但是，针刀并不能直接对骨刺进行切割,针刀治疗机制并不是通过切除骨刺达到治疗目的。许多医生针对骨刺进行的针刀治疗,其实并不是在切除骨刺,而是在松解由于急慢性软组织炎症引发的纤维粘连和炎性条索,通过离断效应,达到松解局部软组织痉挛、改善局部血液循环的效果。而大多情况下,骨刺本身并不引发任何临床症状。

至于使用针刀切除椎间盘更是不可能了。针刀治疗时,医生是在相对盲目的状态下、凭借解剖学知识和临床经验使用微小针刀器具,对病变局部实施显微切割分离的微创"手术"。由于是闭合状态下的盲切,如果病变位于重要脏器附近就可能造成误伤,所以,只能在相对安全的区域实施这种治疗。椎间盘突出组织位于脊柱的椎管内,即便在直视下,也需要非常精细的显微外科技术才能完成直接的切割。目前现代医学的显微外科手术技术可以通过间盘显微镜做椎间盘的直接切割手术,效果也很肯定,但这属于显微外科的范畴。

误区 14　硬膜外或骶管封闭治疗就像"液体刀",可以消除突出椎间盘

硬膜外或骶管封闭是通过腰椎或骶管裂孔向椎管内的硬膜外腔注入麻醉药物及强的松类糖皮质激素,通过麻醉药物抑制神经末梢的兴奋性,减缓疼痛刺激,进而缓解受累区域软组织痉挛,改善局部血液循环,使局部炎性代谢产物被带走清除,达到消炎镇痛的作用。同时,糖皮质激素还能抑制一些致痛性免疫炎性物质(如前列腺素、缓激肽等)以及对突出髓核引发的抗原抗体反应。我们知道,突出髓核原先包容在纤维环内,与机体外界并不直接接触,对于机体来讲,与眼球内玻璃体一样,属于一种异物,具有抗原(引发免疫反应的异体物质)的效应。当纤维环破裂,髓核冲破纤维环进入椎管内的硬膜外腔时,髓核内的糖蛋白、β-蛋白等抗原性物质就会引起患者机体的自身免疫反应,而激素类物质可以起到免疫抑制作用,起到减轻炎

症水肿及渗出的效果。有时，封闭后医生还会向椎管内直接注入维生素 B_1、维生素 B_{12} 等对神经组织起到直接营养作用的药物，使受损变性的神经根加速修复。简言之，所谓"液体刀效应"并非溶解突出髓核，而是缓解髓核突出造成的神经根炎性刺激状态。

误区15　封闭只能暂时止痛，不能祛病根

封闭治疗是针对软组织损伤刺激造成的疼痛而设计的治疗方法。一般意义上的封闭治疗，是将局麻药物和激素类免疫抑制剂注射在患处局部，通过麻痹局部神经末梢、减缓疼痛刺激，解除局部组织痛性痉挛，有利于血液循环的加速，带走炎性因子。另外，泼尼松类药物可以辅助减轻局部炎性反应，促进炎症的消除。因此，封闭所起到的并非单纯的止痛效应，还包括消炎作用，并以此达到缩短病程的效果。

误区16　凡是软组织损伤都可以实施理疗

物理治疗大多具有促进局部血液循环的功效。但是，在某些损伤的急性期，局部以炎性水肿刺激为主，如果此时使用具有温热效应的理疗则可能加重炎性刺激，起到反作用。

误区17　理疗可以经常使用，有病治病，无病防病

有许多患者认为，"理疗可以消除疲劳，有病治病，无病防病"，因此家中配备一台家用理疗设备，闲暇之时就经常做做理疗。这个观点是不正确的。因为，我们的机体天生就具有自我修复能力和自我放松机制，而一般的理疗治疗除了治疗作用外，对肌肉组织还有一定的放松作用。如果我们一味地利用这些外界因素使肌肉放松，自身的协调能力将逐渐丧失，最终会对外来的放松能量产生相当强烈的依赖性。读者可能看过电影《大红灯笼高高挂》，电影里刚过门的小媳妇

（巩俐扮演）非常得宠，过门后每晚上都要享受下人的敲足底服侍。刚开始还不太适应，后来就成瘾了。失宠后，被取消了这个待遇，小媳妇则很难忍受那种"上瘾"的折磨。这个故事实际上也告诉我们，机体本来是具备自我调整和康复能力的，一旦我们用某种外界因素取代机体的自然调整，机体的这个功能就会逐渐丧失，并对外界因素产生依赖，这是不可取的。

误区 18　牵引可以将突出椎间盘拉回去

牵引治疗的最初设想的确是想通过拉开受累椎体的椎间隙，将突出椎间盘通过后纵韧带的张力推回去；同时椎间隙拉开时产生负压，理论上似乎也具备了将突出髓核吸引回椎间盘的物理效应。但在实际临床上并没有发现牵引致使突出髓核返回椎间盘的任何有科学价值的证据。根据已知数据，纤维环内的压力远远大于椎管外，当髓核从破裂的纤维环裂隙中被挤出时，只要椎体上自然负荷没有取消，突出的髓核就不可能被推回纤维环内。所以，牵引是不可能将突出间盘拉回椎间隙的。牵引疗效的产生很可能与牵张椎间关节、缓解关节刺激性绞锁状态有关。有些研究发现，在卧位腰椎牵引时，当牵引负荷达到人体重量的一半左右时（20～40千克），X线透视可以发现腰椎的椎间隙有被拉开的征象。但是，当牵引力解除后，拉开的椎间隙会短时间内复原。

误区 19　三维牵引可以使腰椎间盘复位

三维牵引是依据旋转复位手法的思想提出的一种新型牵引治疗方法，其基本设想是力求在牵引状态下矫正脊柱受累关节的三维旋转。但是，实际临床证明，这种旋转牵引不能还纳椎间盘。与脊柱旋转手法一样，三维旋转牵引也只是在腰椎关节上增加了一些旋转张力，并不足以产生还纳突出髓核组织的效果。尽管有人推断，纵向牵引会对后纵韧带产生绷紧效应，可能会对椎间隙产生负压效应，但实际观察发现，这点绷紧效应和负压效应根本不足以使突出髓核回缩（参见"误区17"）。

误区20 **脊柱手法治疗是非常安全的保守治疗**

脊柱手法治疗虽然试图从关节异常的关键环节来调整力学异常，似乎解决的是最根本的脊柱关节力学失稳问题。但是，手法调整也是一把双刃利剑，既可以调整异常，也可以造成损伤。如何以最小的损伤换取最大的疗效是对手法治疗医师临床经验的考验，也是患者选择治疗时必须面对的风险。所以，有经验的医生会要求患者做好承担风险的必要准备。

误区21 **脊柱手法治疗必须出现关节弹响才有效**

脊柱劳损与退变性疾病的手法治疗要十分慎重，对待出现脊髓和神经根刺激症状的患者更是如此。有些关节损伤比较严重的患者也要慎重实施手法。实施手法时要尽量避免接受粗暴的手法治疗。许多手法治疗医师非常追求手法实施时的关节弹响声音，有些患者也误以为只有出现关节弹响声音，才会有效，这是十分错误的。有经验的手法治疗医师都十分明确，关节是否"归位"并非以是否出现弹响声音作为指标，而是关节运动功能是否改善或恢复。高年资医师可以通过手感获得关节到位的感觉，并不一定非要通过关节弹响声音来判定手法是否切实。目前国际上非常流行的脊柱手法治疗方法中，就有专门的关节松动手法。其主要目的就是调整关节张力和松解关节绞锁限制，达到恢复关节运动功能的目的。国内著名的冯氏新医正骨疗法也强调不必以手法是否获得弹响声音判断成败的理念。

误区22 **突出的腰椎间盘可以通过手法还纳回去，这是手法取效的机制**

1934年Mixter和Barr两位医生发现，大多数所谓的坐骨神经痛病例是由于腰椎纤维环破裂,髓核物质突出而导致的。突出髓核压迫和刺激了腰骶神经根,进而发生腰及下肢坐骨神经痛的症状。从此以后,腰椎间盘突出症的基本病理机制就被确定下来:"突出髓核压迫和刺激神经根"。随着这一病理机制的确定,治疗原则应运而生:"祛除突出髓核"。两位医生都通过手术切除突出髓核使患者得到临床治愈。80多年来,这一观点从未改变。为了尽量减少手术对脊柱关节的力学影响,围绕如何切除突出髓核这一核心原则,医生们也做了大量的改良工作。包括椎扳小开窗手术、显微手术、髓核融核抽吸术、人工椎间盘再造等。甚至保守治疗医师也开始在如何祛除突出髓核组织方面大做文章。有人设想发明可以"溶解"突出髓核的药物,还有人希望通过推拿手法还纳突出髓核组织。但是,临床上许多情况并没有与医生们的意愿完全吻合。

首先,许多临床观察发现,正常成年人大约有20%都可能出现腰椎间盘突出的征象,但并无任何症状;其次,腰椎间盘突出症患者未经任何治疗或只是保守治疗症状就可能完全缓解,而复查CT或MR并未发现突出髓核有任何改变。也就是说,有症状突出也可以变成无症状突出。由此可以肯定,对于接受保守治疗的患者来说,突出髓核还纳或祛除与否并不是治疗的关键。近20年来,由于核磁共振(MR)检查的日益普及,颈腰椎(甚至胸椎)核磁检查发现椎间盘无症状突出的征象日益增多。人们还注意到另一个现象:手法治疗并没有还纳突出髓核的作用,手法取得疗效的机制也不是还纳突出髓核。尽管如此,临床上凡是发现有颈椎、腰椎或胸椎椎间盘明确突出的情况时,做手法治疗仍需谨慎小心。

那么手法治疗椎间盘突出的机制到底该如何理解呢?有一个比较形象的比喻:椎管好比一个房子,神经根或脊髓好比"椎管家"里居住的一家人,突出髓核好比是从邻居家里(椎体下纤维环内)跑进"椎管家"的一个小伙子。如果突出髓核这个小伙子是从"两家的墙壁"——纤维环破裂的缝隙里一点一点地挤进"椎管家",而且规规矩矩地站在邻居"椎管家"门口不动声色,神经根和脊髓都不会太在意他,甚至可以一点一点地容纳和接受他。此时,他尽管占据了"椎管家"的空间,但神经根或脊髓还是可能容忍他。这就是我们人类脊柱的代偿功能(图4-3)。不过,如果突出髓核这个"不速之客",突

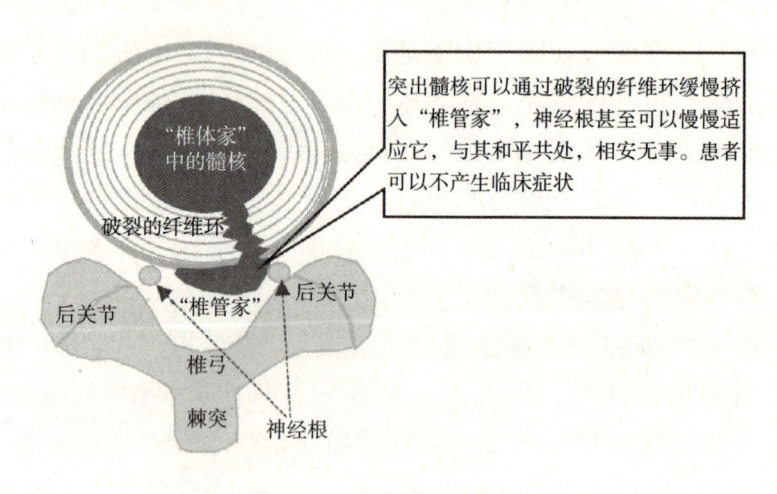

图4-3 突出髓核的代偿

然闯进"椎管家",且大打出手,自然会造成神经根或脊髓的损伤。这不仅可以导致"椎管家"里的神经根或脊髓炎性改变,甚至会出现水肿,还会波及整个"椎管家"周围软组织及后关节的状态,导致关节和椎体都出现扭曲和紊乱(所谓关节"错位"和软组织刺激性痉挛)。这就形成了典型的椎间盘突出症的临床表现(图4-4)。

脊柱的手法治疗并非着力于把这个"不速之客"赶回去,而是通过调整"椎管家"的外周环境(如解除后关节的绞锁状态),让突出髓核引发的关节紊乱重新得到代偿性纠正(并非解剖复位)。只要让"椎管家"外周环境趋于稳定和平和,就可以让"外来物"突出髓核和"椎管家"成员神经根或脊髓组织之间有了一个"和平谈判"的环

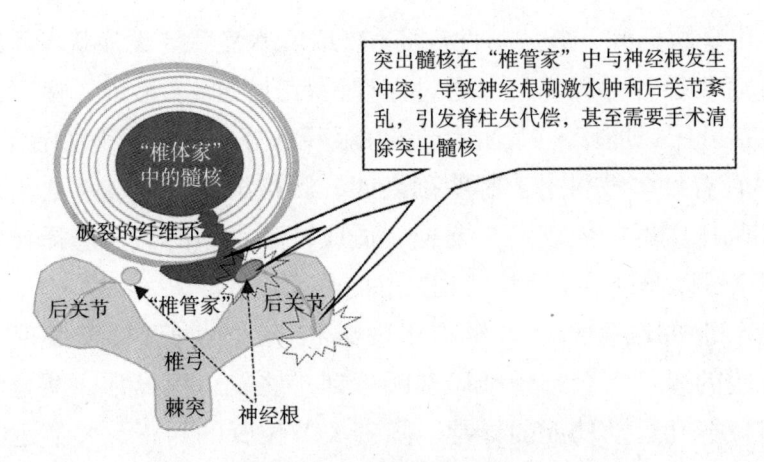

图 4-4　突出髓核的失代偿

境。如果它们能够和平共处，就可以形成一个新的稳态，组成一个新的"大家庭"。此时，患者症状就会完全消除，脊柱完成了重建代偿稳定的过程。

但是，如果"谈判"不成功，或者"外来物"突出髓核太大，太强势，那么医生也只好通过手术凿开"椎管"房间将突出髓核取出去。这就是不得已而为之的手术治疗。

误区 23　腰椎滑脱不能使用手法治疗

腰椎滑脱一般是受累上位椎体向前滑脱，发病率大约为 3%～7%（欧洲统计）。成人腰痛患者做常规 X 摄片检查时约 5% 可能存在腰椎滑脱的征象。目前，本病的病因并不很清楚。一般分成两类：一是比较多见的退行性腰椎滑脱，不伴有腰椎峡部裂，又称假性滑脱；二是伴有腰椎峡部崩裂的腰椎滑脱，又称真性滑脱。前者多与退变老化有关，后者可能与运动损伤有关，也许有先天因素，或者原因不明。

其实，大多数腰椎滑脱是没有症状的。有统计显示，仅有 30% 的患者会出现腰痛和下肢放射性疼痛和/或麻木症状。无症状者不需要治疗。有症状患者一般都可以通过保守治疗达到临床治愈。保守治疗方法既包括卧床、理疗、腰围固定、口服药物等，也包括手法治疗。

尽管有许多教科书上都明确表明，腰椎滑脱要避免手法治疗，但作者在临床实践中发现，只要把握适应证和调整时机，选择合适的手法，完全可以通过手法治疗达到更好的临床疗效。

有经验的医生通过大量临床观察和仔细的物理检查发现，许多腰椎滑脱的患者都会在腰椎局部触诊到一些软组织异常，甚至可以触及关节位置和运动功能的异常，随着关节位置的纠正，关节运动的复原，周围软组织损伤可以逐渐修复，患者症状也可以随之消失。

误区 24 脊柱手法治疗一定要迅速减轻疼痛才有效

一般意义上讲，脊柱关节的手法治疗并不一定都能迅速减轻症状，有时反而可能产生症状加重等治疗反应。手法治疗包括软组织手法和关节手法两类。其中关节手法主要是针对受累关节进行调整，以纠正关节绞锁状态或调整关节位置，无论何种目的都会对关节周围组织造成一定程度的损伤。尽管医生会将损伤降低到最低程度，但许多患者仍然可能出现一些症状加重或其他不适的情况，一般在 2~7 天消失，属于一种正常反应。大多数患者在反应消失后症状会随之改善，但也有部分患者症状改善不明显，甚至会持续加重。患者对此不必惊慌，应该如约复诊，最好找原先给自己治疗的医生，他可以根据进一步观察患者病史，通过调整手法方式解决问题。当然，也可以寻求上一级有经验的医生，获得帮助。

不过，在某些情况下，如果施术医生经验不足，可能会发生脊柱手法调整过度，甚至调整错误而造成局部的软组织损伤。遇到这种情况，患者大多不必惊慌，有经验的医生往往可以通过调整手法实施原则而使得问题得到解决。不过，如果患者寻找的是一个没有资质的

"大夫"，情况就另当别论了。

误区 25 手法调整脊柱关节会把关节调得太活了，影响稳定

经常会有一些患者、甚至某些医务工作者对脊柱手法治疗有些担心，认为手法治疗可能会把关节调得太松弛，影响关节稳定性，所以轻易不愿意做手法治疗。他们宁可强忍疼痛，长时间卧床休息，等待疼痛的自然缓解。其实，这是一个误区。

各种关节周围组织的创伤刺激都可能造成局部肌肉组织的充血和痉挛，相应关节也会随之出现自然的保护性绞锁反应，刺激严重时患者可能呈现板状腰或颈项强直。这原本都是关节生物性保护反应，但过度的痉挛性保护则会导致受累区域关节及其周围组织发生缺血反应和剧烈的疼痛刺激。此时，受累关节功能完全或部分丧失，甚至波及整个脊柱和四肢。由于疼痛，患者甚至不能活动和行走。通过适当手法松解绞锁的关节，解除或部分解除关节的刺激性绞锁，可以促进局部血液循环，减轻疼痛刺激，尽早恢复脊柱关节的力学平衡。

一般手法调整需要 2～4 次（间隔 4～7 天）才能完成这个过程。手法调整的次数与关节绞锁的严重程度有关，也取决于是否伴有神经根水肿等情况。如果次数太多，可能造成不必要的关节及周围组织损伤；但是，次数太少，调整往往不能到位，也会影响关节功能的恢复。到底多少次调整才合适，正规医院里训练有素的医生完全可以给予适度的把握。

需要指出的是，即便脊柱手法治疗有效，也不能过度依赖，太多的治疗可能会破坏脊柱的自我修复能力。偶尔出现一点脊柱关节不适，完全可以通过脊柱自身的修复机制克服。总之，脊柱手法需要恰到好处的实施，因噎废食不对，过度依赖也不对。

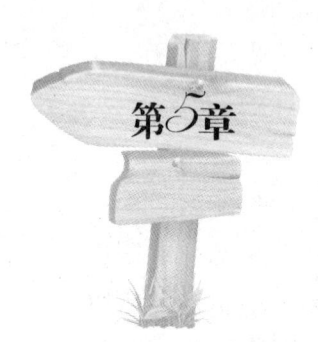

第5章 脊柱的维护和保养

> **作者提示**
>
> 脊柱源性腰椎病几乎无人不有，也无人不晓，但却难以设防。究其源头，人类脊柱进化不全乃始作俑者。与其束手待病，莫如主动出击。只要我们略作调整，即可事微功巨。希冀脊柱平安不是梦，获得人生健康更是福！

脊柱的维护与保养是防止疾病发生或复发的关键，防本应重于治，但我国的现实情况却并非如此。人们可能比较重视高血压、糖尿病、冠心病等疾病的防治，但却忽视了对脊柱劳损与退变性疾病的预防和恢复期康复的关注。在现实中，即使是从事脊椎专科治疗的专业医生也不一定十分了解康复预防方面的专业知识，更何况普通患者和广大百姓。作者根据多年从事脊柱软组织损伤专业的研究和工作经验，在这里给予读者一些比较系统的介绍。

有关腰椎健康的保养和维护可以分成两个部分：一是腰脊柱劳损与退变性疾病康复期的保养和训练原则；二是腰脊柱疾病的预防和健康人的脊柱保健。

1 腰椎病康复保健的相关概念

脊柱劳损与退变性疾病的保守治疗主要分成两大阶段：一是治疗阶段，二是康复阶段。原则上讲，疾病的任何阶段都可以进行康复训练或锻炼，即便是在急性阶段，也不应该完全放弃尚且可以完成的某些运动训练。有些训练可以边治疗边实施，有助于增强疗效。但是，不同的阶段有不同的康复原则和康复训练方法。

在本章，作者根据个人的经验将不同阶段的康复训练原则和注意事项做一简单介绍。治疗阶段一般称为症状期，分为急性阶段和慢性阶段；康复阶段可分为前期和后期两个阶段。首先，介绍一下基本概念。

症状期

症状期是指损伤引发机体刺激性反应的阶段。这一阶段的主要特点是脊柱的基本功能受损，患者的基本生活状态受到影响。基本特征是工作能力和生活自理能力丧失或部分丧失；需要给予医疗干预。大致可以分成以下两种情况。

1. 急性症状期

主要指的是损伤的高峰状态。由于损伤刚刚发生或转成严重状态，使得损伤局部出现比较严重的水肿、炎性渗出，受累节段及相邻多个关节，甚至整个脊柱都可能被炎性刺激波及，出现严重的刺激反应。患者感到整个受累区域肌肉痉挛明显，受累局部乃至周围区域大范围活动受限，疼痛难忍，甚至很难找到躲避疼痛的体位。

患者的基本感觉特征：疼痛或不适严重，很难找到不激发症状的姿势或体位，严重影响日常生活，甚至无法自理。

2.慢性症状期

患者在急性期症状开始好转后，转入慢性状态。此时，损伤局部还存在着慢性刺激，炎性刺激主要集中在受累节段局部，不向其他节段或区域波及，因此，关节运动受限仅仅限于局部的某个（或几个）方向，比如不能前屈或不能后仰等。有一部分患者并没有急性阶段，开始就表现为慢性刺激状态。

患者的基本感觉特征：疼痛大都可以忍受，可以找到躲避疼痛的多种体位。日常生活可以部分或基本自理，但无法胜任即便是一般的白领工作（即办公室工作）。

康复期

康复期是指损伤刺激基本消失，机体进入修复阶段。基本特征是日常生活可以自理或基本自理；工作能力部分恢复；一般不需要实施医疗干预。可以分成以下两个阶段。

1.康复早期

康复早期是指医生的干预治疗完成以后，局部的痛性肌痉挛已完全缓解，但仍存在深在部位的关节活动受限，甚或关节周围的韧带等组织残留有慢性损伤的瘢痕。由于损伤遗留下的韧带短缩和肌肉僵硬对脊柱的基本功能还会产生一些影响，使其难以达到各种动作的立即启动和某种姿态的持久维持，甚至还会断续出现某些症状，但各种症状大都可以忍受或自行消失。

患者的基本感觉特征：生活基本或完全自理，比较紧张的办公室工作尚不能完全胜任。但在家休闲状态下并无明显症状。

2.康复后期

康复后期是一个更为长久的机体恢复阶段。这一阶段，从损伤遗留问题的基本消除到机体功能的完全复原，从日常生活基本自理到原始工作负荷的完全恢复，具体情况因人而异。

患者的基本感觉特征：生活完全自理，但尚不能胜任较长时间（两三个小时）的静态或动态活动，如稍长时间伏案工作、看电视、打麻将、单臂携重物等，都可能会重新引起症状，但休息后往往会慢慢或立即自行消失。

3. 脊柱亚健康状态的"正常"人群

患者康复后回到社会岗位并非一定是脊柱健康的正常人，虽然症状完全消失，但仍然不能完全摆脱疼痛或不适的偶然困扰。其实，在现实生活中脊柱完全健康的正常人群几乎不存在。通常意义上的正常人群与康复期后的患者一样，大都属于脊柱亚健康人群，也可以泛指那些没有因脊柱问题到医院去看过病的、却时常或偶然受到脊柱问题困扰的人群。从实际临床上看，在一生中没有发生脊柱问题的人是不存在的。脊柱亚健康人群可以细分成不同的类别，各有其特点。从"防重于治"这个意义上讲，脊柱的保健问题对这些"正常人群"尤其重要。在本章后面"不同人群的脊柱保健"（132页）中会有较为详尽的阐述。

脊柱亚健康的基本特征：可以适应一般的工作状态。但过度劳累，尤其是长期紧张的固定姿势工作时或工作生活习惯改变时，总会引起少许不适，甚至出现部分轻微症状，稍许休息后症状即可消失。有时会无法应对曾经可以完成的竞技运动和载荷负重。

② 腰椎病症状期的康复原则

急性症状期注意事项及康复原则

适应证（患者感觉） 经常是某个"寸劲"（不协调动作）引发了

腰部的疼痛；也有的患者诱因不明显，疼痛逐渐发生；大多数都有疲劳或着凉病史。疼痛可以逐步加重，甚至导致整个腰背肌僵硬得像铁板一块（痉挛和强直）；有时甚至还会出现下肢的剧烈疼痛；一般都会严重影响到睡眠质量；由于活动受限，生活无法自理或自理困难。（请参见第2章的相关内容）

病理机制（医生阐述） 腰椎关节软组织损伤的急性阶段，大多源于局部软组织不对称炎性刺激，这种炎性刺激源于不协调动作造成椎旁软组织牵拉损伤，或源于疲劳及寒冷导致的软组织痉挛缺血。由于损伤刺激比较强烈，造成局部组织（肌肉、肌腱、韧带、关节囊、滑膜、神经根组织、鞘膜囊等）的水肿和炎症刺激，引发整个腰椎范围广泛的保护性关节绞锁和肌肉痉挛。当然，也有更为严重的情况，就是椎间盘内的髓核突出或其他炎性刺激导致椎管内神经根产生水肿，出现更为严重的坐骨神经痛等下肢症状。（请参见第2章相关内容）

基本注意事项及康复原则

（1）卧床休息：可选择最舒服的卧床体位，尽量不要仰面平卧，因为下肢伸直的仰卧位往往可以造成腰椎前屈加深，致使腰椎关节过度咬合，产生局部关节刺激，容易导致腰背肌紧张加剧，诱发或加重症状（图5-1）。如果平卧，最好在膝关节下面垫上一个膝枕，这样

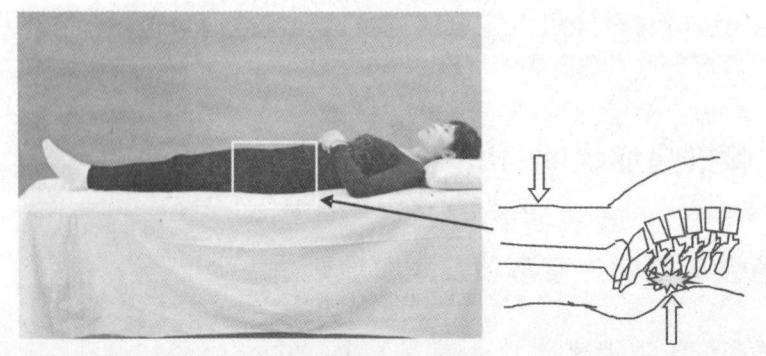

图5-1 下肢伸直的仰卧位容易导致腰背肌紧张加剧，诱发或加重症状

可以使膝关节和髋关节呈现屈曲状态，腰椎关节相对张开，不会引发局部刺激，避免导致肌张力增高和疲劳性损伤（图5-2）。也可以选择屈曲侧卧位，该体位有助于腰背肌的松弛和休息。急性期患者上、下床常会诱发疼痛和腰椎不稳，可以选用"俯卧翻滚式"上下床的方法，具体见图5-3。

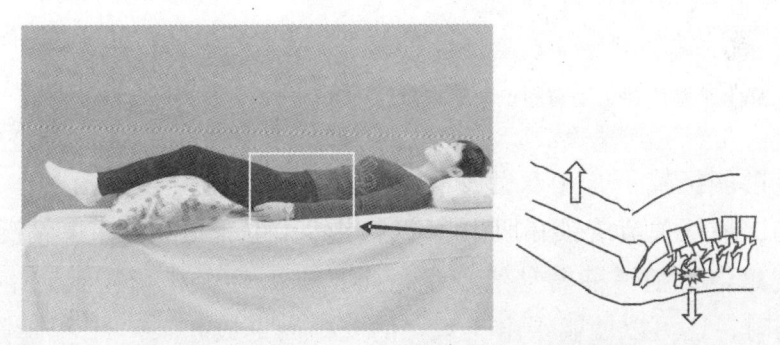

图5-2 平卧时膝关节下面垫上一个膝枕，可以减轻腰椎关节紧张刺激

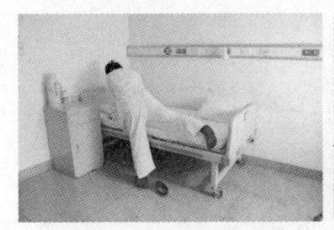

（1）缓慢俯卧在床上，保持躯干与单侧下肢一致

（2）收回支撑腿，形成全身俯卧姿态

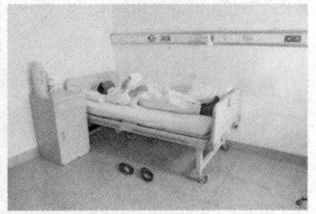

（3）整体翻滚成仰卧位

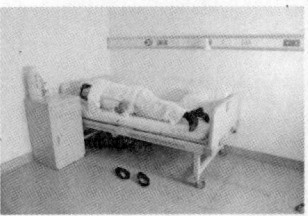

图5-3 "俯卧翻滚式"上下床。按照（1）~（3）步骤上床；下床步骤与上床步骤相反

（2）床上运动：如果不引起疼痛，可以在床上做下肢交替屈伸活动（图5-4）。每组10~15下，每日4~5组，在每天的不同时段做训练。做屈伸活动时，足跟不要离床，一侧做完再做另一侧。在做的过程中，尤其是做完运动后，若疼痛加重，须停止训练。还可以

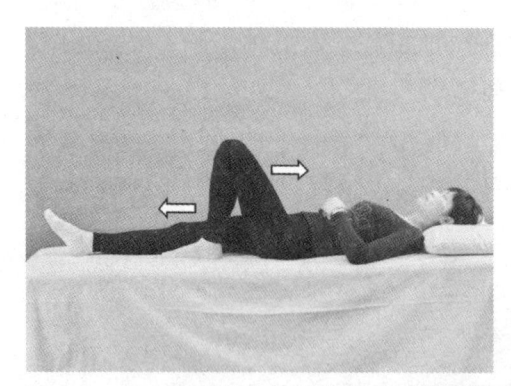

图 5-4 床上下肢屈曲运动有利于早期康复

加做仰卧位背部肌群牵张训练（图 5-20）和/或痛侧抱膝训练（图 5-21）。这两组训练在做的时候可以出现一点腰背紧张不适感，但做后必须很快消失。具体做法见图旁的示意。

（3）支撑行走：如果不诱发疼痛，上厕所解手后可以顺便在床下少许行走。初期行走最好借助两把椅子，用双臂支撑椅子背，做原地踏步（图 5-5）；若有条件，最好借助专用的学步车做行走训练（图 5-6）。这种行走被称为支撑走，是一种简易的减重行走，即减轻腰椎负荷状态下的行走，同时，还可以使躯干由于双臂的支撑而挺拔起来，有助于缓解疼痛引发的脊柱侧弯。但若行走时出现疼痛，要立即上床休息。原则是在行走后卧位休息 5～10 分钟内刺激性疼痛可以基本缓解，否则需

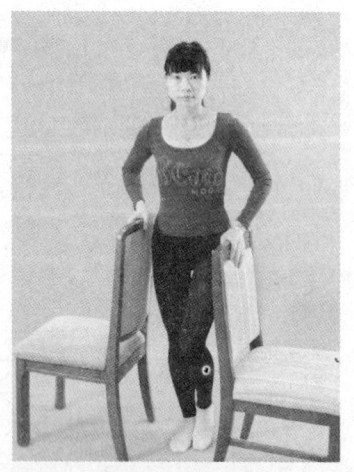

图 5-5 简易支撑行走：撑着椅子背原地踏步

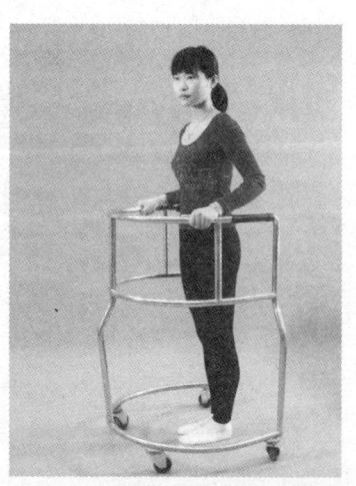

图 5-6 利用学步车的"支撑走"（减重行走）训练

减少行走时间。每次下地活动的时间间隔一般在 2 小时以上，每天总量不要超过 4～5 次。

（4）如厕时一定要使用坐便，有条件时还可以尽量使用带支撑扶手的马桶，起坐时可以助力。

（5）戴硬腰围方法：除了在床上休息以外，其他任何活动都要戴腰围。

慢性症状期的康复原则

适应证（患者感觉） 这一阶段的特点是大疼变成小疼，广泛部位疼痛变成小区域的疼痛。生活上大多可以完成最基本的自理，诸如上厕所、洗漱、翻身下床等动作。但某个特定的体位还会诱发疼痛，比如，不能坐或站太久（数分钟至十几分钟）。患者的腰椎局部仍有运动诱发痛，即做某一方向的动作（如弯腰、抬腿等）时会诱发疼痛。

康复原则（医生阐述） 急性症状期（一般 1～2 周）过后，就进入慢性症状期。该时期强烈的损伤性炎症刺激已经缓解，病灶影响趋向局部。这是一个非常重要的病理阶段。典型的病理过程是脊柱区域性反应转成节段性反应，亦即原先波及整个腰椎区域的刺激逐渐局限在受累椎节。临床表现为整个腰背区域的肌肉和/或关节痉挛强直状态转变成单纯的受累节段的痉挛和运动受限。由于局部痉挛的存在，患者脊柱仍然不能维持正常的运动功能，也不能胜任长久负荷。由于腰椎局部关节的不对称绞锁和功能受限，局部节段区域内的相关关节等组织刺激仍然存在。（请参见第 2 章相关内容）

基本注意事项及康复训练

（1）只要行走时不产生明显疼痛，即可做行走训练。训练时需要注意以下几点：①如果刚站起来时有疼痛，但行走少许时间后疼痛即可缓解或减轻，请记录疼痛缓解或减轻所需要的时间，这个时间越短越好。缓解后继续行走一段时间可能再次出现疼痛或疼痛加重，此时必须卧床休息，再次出现疼痛的时间越晚越好。如果疼痛没有再出现，总的行走时间一般也不要超过30分钟。②刚开始行走时没有疼痛，但行走一段时间后疼痛会出现，此时需要休息。即便没有疼痛，行走也不易超过30分钟。③行走速度要因人而异，相对快一点更好些。一般来讲，每次行走时间不宜超过30分钟，3～4次/日。④当自然行走出现躯干侧弯或疼痛比较明显时，仍可继续采用支撑走形式行走（图5-6）。这与下肢瘫痪病人康复训练时使用的减重行走器械（图5-7）相类似，但要便宜和实用的多，也可以用两把椅子做原地踏步，同样能达到类似效果（图5-5）。

（2）体位改变时仍要十分缓慢和谨慎小心。

（3）日常生活可以尽量自理，但要注意一个基本的原则：以痛为限，要尽量避免能够引发疼痛或不适的动作或姿态。

（4）即便没有引发疼痛，有些动作也不宜长时间维持，比如长期坐、立、行，甚至完全卧床。一般坐位姿态要保持腰部有腰垫支撑（图5-8），坐的时间也不能超过30分钟，如厕时仍要坚持使用坐便，起坐时可以助力。站立位的时间更要短，不超过行走训练的时间。白天卧床的时间一般每次不超过2小时，整

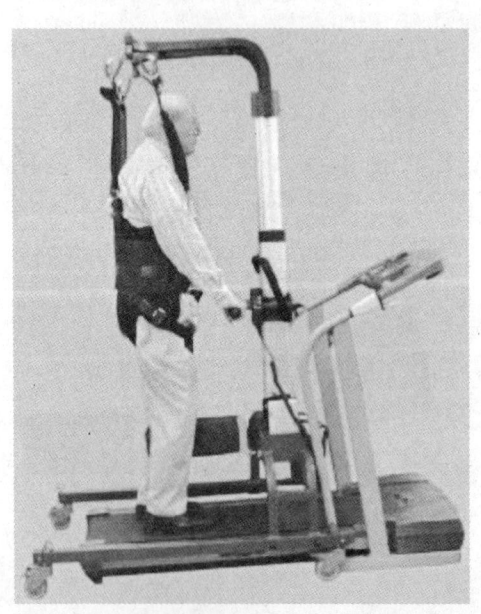

图5-7 下肢瘫痪患者康复训练使用的减重行走器械

个白天最多不宜超过 4 次。

（5）这一阶段，有些患者可以加做"慢骑马"运动（图 5-10），借此恢复腰椎关节的基本开合能力，但前提是做完动作并不会感到疼痛。

（6）戴硬腰围方法：长时间行走或坐汽车时一定要戴腰围。但在家卧床及一般活动时尽量不要佩戴腰围。

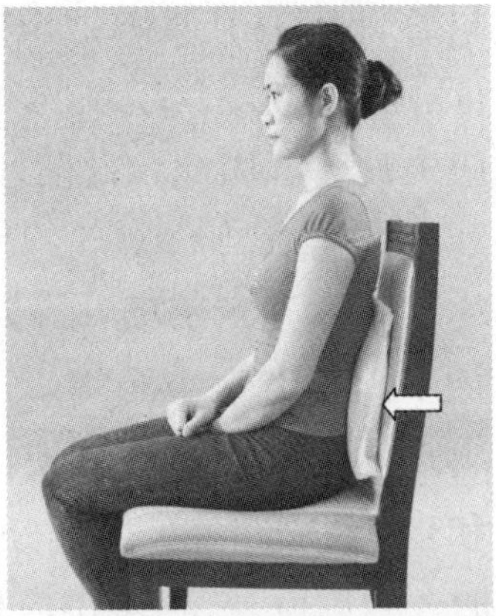

图 5-8　尽量坐靠背椅，腰部最好加靠垫（箭头）

3　腰椎病康复期的康复原则

康复早期的康复原则

适应证（患者感觉）　患者生活完全自理，可以胜任一般工作。但是，久坐或久行等都可能出现或加重腰部的不适或疼痛感觉，尤其是长途坐车或生活节奏、生活环境季节变化等都可能诱发或加重腰痛等症状。对于这一类的症状加重改变，大部分患者可以通过几小时或几天的休息使症状得以缓解。

康复原则（医生阐述）　患者腰椎基本关节结构周围组织的急慢性刺激已经消失，结构及功能已经比较稳定或代偿稳定。虽然仍可能存在脊柱结构上的形态学异常（如侧弯、畸形、椎间盘突出、椎管狭窄等），但整体角度看，脊柱已经处于代偿平衡的状态。或者说，通过保守治疗已经使脊柱恢复到最有利于脊柱稳定代偿的平衡点。此时的脊柱尽管不如正常脊柱那么端正，但并不影响患者的生活质量。也就是说，关节全都代偿"归位"，周围软组织损伤刺激也基本消除，只是周围曾经受过损伤的组织需要慢慢恢复到原来的最佳弹性状态。

只有脊柱关节周围组织恢复弹性与张力，关节的灵活度才能有所保证，关节周围软组织的弹性储备才足够应对长时间维系某种姿态时的应力疲劳。因此，此阶段的主要任务就是恢复关节周围软组织的弹性和协调能力。

基本注意事项

（1）经常变换体位。原则是"以痛为限"，无论哪个体位，一旦出现疼痛就要立即变换体位。如果不痛，立位不超过10分钟；行走和坐位每次不超过30分钟；卧位可长一些，但一般每次不超过2小时（夜眠除外）。坐位应坐靠背椅，腰部最好要加一个靠垫（图5-8），尽量不要坐低矮的椅子或沙发。

（2）部分患者早晨起床时会出现晨僵，即腰背僵硬和疼痛不适感。活动一段时间会消失，此时需要记录晨僵消失所需的时间。这个时间逐渐变短则表明韧带肌肉的张力在逐渐改善。

（3）由于患者生活可以自理，所以一般的白领工作大都可以胜任。但一定保持生活节奏的规律性。每天最好保证2次比较规律的30分钟行走训练。

（4）日常生活中一定要避免负重，如搬、抬、举、拉、抱、背、扛重物等。

（5）避免着凉，尤其出汗后不要贪凉，不要在穿堂风、空调风口处等。

（6）在不诱发疼痛的情况下，可以做"腰背部背伸肌力训练"，如"半俯卧撑"或者"半燕飞"训练（本章内容4，103页）。需要注意的是，背伸肌力训练的初期一般只需做"半俯卧撑"，且背伸的角度可以随着症状的缓解而逐渐增加，到后期可以做"半燕飞"训练。但这两种训练一般只选其中之一。

（7）有些患者可能存在盆带肌群（骨盆周围肌肉）及下肢肌张力的不对称，可以根据医嘱做一些特殊的康复训练，诸如抱膝训练（图

5-23）、单腿站立（图 5-25）、坐位抬腿（图 5-24）、行走时的矫形鞋（图 5-16）、坐位单侧垫臀等（图 5-17）。

（8）佩戴腰围的方法：出门坐汽车时一定要佩戴腰围，但是如果道路平缓行驶稳定，可以间断地松开腰围。其余情况下一般不必佩戴腰围。

康复后期的康复原则

适应证（患者感觉） 患者腰部症状完全消失，可以胜任原先从事的工作或体力劳动。但长时间过度工作或重体力劳作仍然可能出现腰部不适或疼痛。休息一两天大多可以得到缓解。

病理机制（医生阐述） 患者对于自身腰椎结构的形态学异常（如侧弯、畸形、椎间盘突出、椎管狭窄等）已经基本适应，腰椎基本功能的恢复基本完成。腰椎关节周围的韧带、肌肉组织已经可以应对日常生活的一般需要。不过，应对突发载荷和疲劳载荷的能力仍显不足，当突然的超载出现时（比如突然搬起重物）肌肉韧带会反应不上来，进而造成损伤；或长期负载出现时（如身背挎包长时间逛商场或坐着打了一晚麻将），也比正常人更早地用尽肌肉韧带（尤其是受累侧）的弹性储备，造成劳损，引发疼痛或不适。所以，这一阶段的康复训练任务是继续提高关节的协调应变能力，增加软组织的弹性储备，进而提高耐疲劳能力。

基本注意事项

（1）快速行走训练（所谓"疾走"，118 页）可以作为基础训练：每日 2 次，每次约 30 分钟。

（2）每日酌情增加 1 次"变向变速走"：所谓变向是指在行走方向上前走 8~9 分钟，后走 1~2 分钟；变速是指前走时尽量地快，后走以稳为主，相对较慢，共计 10 分钟。一般最多连续走 3 组即可，大约30分钟。需要注意的是，一定选择比较空旷平整的道路上行走，倒退走时尽量不要扭着头。最好在刚刚向前走过的、比较平坦的道路上直接向后倒退走。

（3）大部分患者这一段时期可以做腰椎固有肌群（贴近脊柱、主管脊柱稳定的肌群）训练，如腰背部背伸肌力训练、坐位抬腿训练、腰背前屈训练、"半俯卧撑"训练（图5-18）或者"半燕飞"训练（图5-19）等。需要注意的是，背伸肌力训练的初期一般只需做"半俯卧撑"，且背伸的角度可以随着症状的缓解而逐渐增加，到后期甚至可以做"半燕飞"训练，但这两种训练一般只选其中之一。

（4）如果患者仍然存在盆带肌群（骨盆周围肌肉）及下肢肌张力的不对称，可以根据医嘱做比较特殊的不对称康复训练，如抱膝训练、单腿站立等（图5-23，图5-25）。

（5）戴腰围：坐车颠簸、乘坐飞机起降或气流颠簸时需要佩戴腰围。

（6）每周增加全身性健身活动，一般开始时每周1次，逐渐增加到每周2次，最后可以增加到每天1次。以下活动任选一种，但必须长期规律地坚持。

①爬山：缓坡上行及下行共计1~2小时，活动后要周身出汗，但要注意及时擦干，防止感冒。

②游泳：蛙泳或自由泳均可，一般游3~5回，每次游泳的距离为消耗自身体能的60%即可。每回间隔5~10分钟。（注意：一定要做好热身活动，水温26~27℃，不能在温泉水中训练。）

③水中行：不会游泳者可练习深水（齐胸）中行走，每回100~200米，共计4~5回，每回间隔5~10分钟。若有条件也可以在水中跑步机上行走（图5-9）。注意：除了水温和准备动作要到位以外，行走时要用双手划水助力前行。

④健身操：如中老年迪斯科、健美操、广场舞、太极拳、八段锦

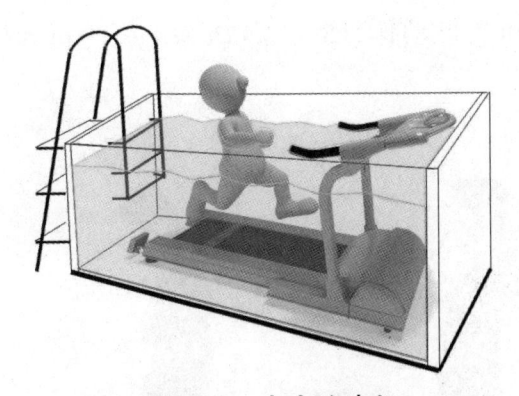

图 5-9　水中跑步机

都可以。但要避免关节过度伸展牵拉和过分弯腰扭腰动作。初期每次约 30 分钟，以后可以逐渐延长到 1 小时。

（7）肌肉力量训练：康复后期，许多患者正常生活已无大碍，但仍然不能负重和参加体力活动，自己原来的社会角色也难以承担。因此，适度的力量训练以提高脊柱的协调运动能力和耐疲劳能力就非常重要。如何利用健身房或户外健身器械做一些适度的力量训练，可参见下面"腰椎病基本康复训练图解"中"借助运动器械训练"部分（109 页）。

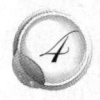

4 腰椎病基本康复训练图解

腰椎关节开合训练 I（"慢骑马"运动）

患者取端坐位，向上方挺胸挺腹到极限位，使腰椎后关节全部都锁紧，此时在腰部会出现紧张感（切忌不要出现疼痛感），停滞 3～5 秒钟；然后，放松下沉胸椎及腰椎至其放松极限（或者有牵拉感觉出现），此时腰椎后关节完全打开，椎间韧带因此而拉长，再停顿

3～5秒钟后；重复该动作，5～10次为1组。每天如此运动3～5组（图5-10）。

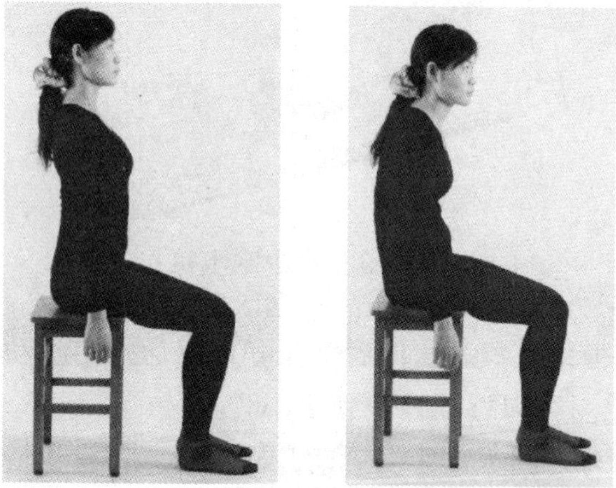

（1）挺胸、挺腹　　（2）放松胸椎及腰椎

图5-10 "慢骑马"运动

目的　该运动是腰椎后关节开合运动的最基本的恢复性训练，主要目的是恢复腰椎关节的屈伸运动功能。由于该运动酷似人在骑马时腰椎随马背颠簸时的自然运动（图5-11），但速度要慢一些，故称为"慢骑马"运动。国外曾经有人模拟骑马动作做了一种腰椎运动训练器械，获得了很好的效果。而作者提倡的运动不需要任何器械，只需主动地模拟骑马动作即可。这与真正的骑马不同，运动频率要慢一些，幅度却要抵达运动的极限或牵拉感出现。

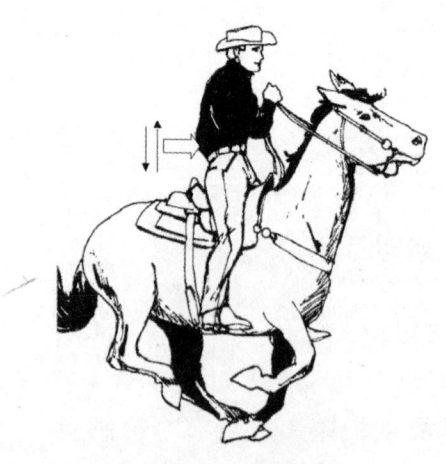

图5-11 骑马运动

要点 原则上向上让腰部挺起时要挺到顶，向下放松时要放到底。但如果向上挺和向下放松动作过程中有疼痛或牵拉感觉，则以牵拉感刚刚出现或疼痛即将出现的位置为运动极限。另外，挺到顶和放松到底后的停顿时间因人而异，开始时可以短一些，以后可以长一些。

腰椎关节开合训练Ⅱ（加强"慢骑马"运动）

这是比"慢骑马"运动更进一步的运动训练。此时，可适当在挺胸挺腹动作时加上手臂的上举并后振。一般后振幅度不要太大，以腰部有紧张感为宜，此时需要停顿数秒钟；然后，再将上举的手直接抱住头颈区，下沉胸腰椎至其放松极限，再用抱头颈的手通过下压颈椎，带动整个胸腰椎后关节牵张，抵达极限后再停顿数秒钟即可。如此就完成了一次起伏动作，5～6个起伏为一组，每日3～4组。这个训练的前提是在"慢骑马"运动的动作极限时已经没有疼痛或牵强感（图5-12）。

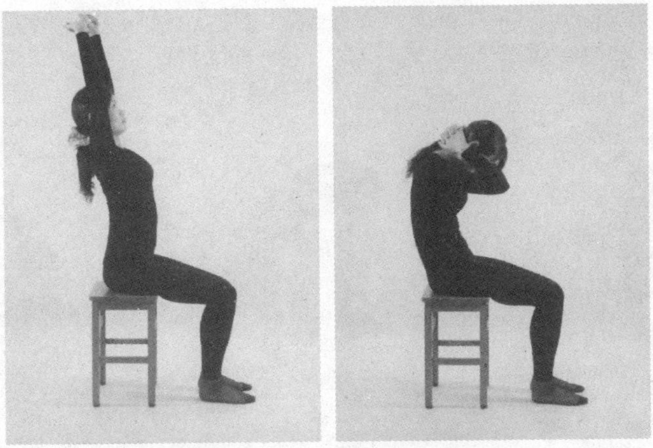

（1）手臂上举并后振　（2）双手抱住头颈区，胸腰椎放松至极限

图5-12　加强"慢骑马"运动

目的　进一步促进腰椎乃至整个脊柱屈曲背伸功能的恢复。
要点　力所能及，以痛为限。

腰椎关节开合训练 III（极限后伸展弯腰运动）

站立位，双腿分开，与肩同宽。先做上肢伸展运动，双手手指交叉手心向上；上臂小幅度后振至极限，如同加强"慢骑马"运动，停顿数秒钟，此时，患者可以感觉到腰部有紧张感；然后，保持上肢上举做前弯腰动作，双手尽量够地面，双腿保持伸直状态；抵达弯腰极限后，直接就势下蹲，蹲到底后，全身蜷曲放松，当腰骶区出现牵张感后，再停顿数秒钟，至此完成一个动作（图5-13）。如此反复5次为一组动作，每日可以做3～4组。

目的　该训练也是针对整个脊柱屈伸功能的恢复，尤其是前屈功能的恢复。通过该训练可以达到进一步恢复腰椎后部结构的张力，促进腰背部及下肢背群的肌肉和韧带等组织张力的恢复。

要点　因人而异，点到为止。

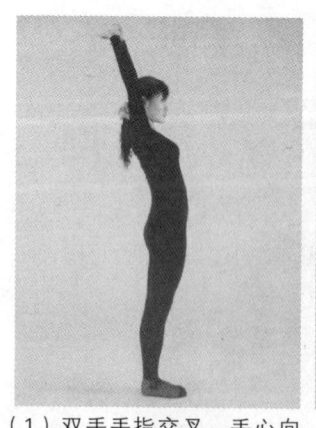

（1）双手手指交叉，手心向上，上臂小幅度后抻　　（2）双腿伸直，双手够地　　（3）下蹲，全身蜷曲放松

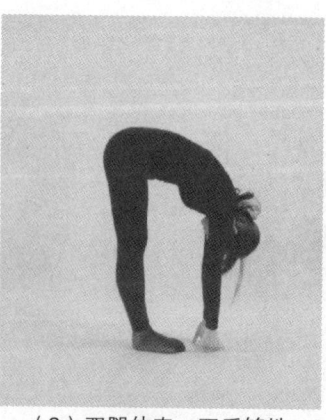

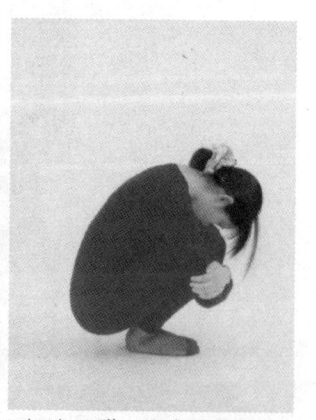

图5-13　极限后伸展弯腰运动

自重牵引

有一些经过保守治疗的腰椎疾病（如腰椎间盘突出症）患者，在疼痛基本消除以后，仍会残留或轻或重的脊柱侧弯，呈现旋盆翘臀（旋转骨盆，翘起臀部）甚或旋腰挺胸（腰部向一侧扭转，胸部向另一侧挺起）姿态。对于这些患者，就可以采用适当的躯干矫形运动，包括间歇性不对称自重腰椎牵引。通过多组间歇性刺激，逐步缓解腰椎结构的畸形状态，促进最佳脊柱结构代偿的完成。具体方法并不复杂，患者可以利用家中的门框或器械做自重牵引。

牵引有如下原则：一是间断性，二是要放松腰部。可以将双手把握住单杠或门框等空中横悬支持物，在逐渐下沉身体的同时放松腰部，但双脚一直不要离开地面，只是支撑力量逐渐减小而已。牵引数十秒至数分钟（视患者本人手臂力量而定）后双脚踏实地面而立起，稍许休息后（1~3分钟）再重复前述动作。一般4~6次为一组，每日分开在不同的时间段（如早饭前、上午、下午、晚饭后）做3~5组。具体做法如图5-14所示。

需要强调的是，牵引状态下腰部放松时局部可能会有一定的牵拉感，但不应有难以忍受的疼痛感。如有疼痛感出现，只需用双脚支撑住地面，分担部分身体负荷，至痛感消失即可。然后按照这种有牵张感、无疼痛感的力度来做牵拉运动。

另外，许多患者需要做不平衡牵吊，即牵吊时可以通过调整两只手的高度来达到纠正躯干畸形的目的。一般原则是：腰向哪一侧弯，哪一侧的手臂要把握略低些。而此手臂所超出的高度要以腰椎尽量被拉直为宜。图5-14中患者就是通过左右手不同的把握方式［图5-14（4）］，使右侧牵拉大于左侧（一般要差2~5厘米）。这样，平衡牵引时不能纠正的脊柱侧弯［图5-14（1）］就

（4）不平衡悬吊双手把握局部图

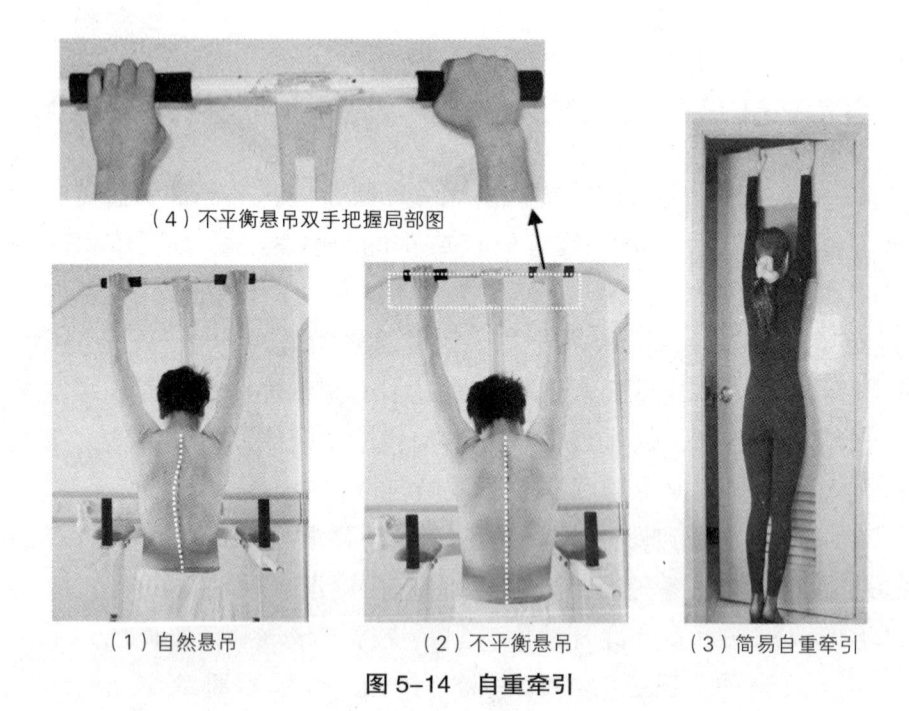

（1）自然悬吊　　　（2）不平衡悬吊　　　（3）简易自重牵引

图 5-14　自重牵引

得到了纠正［图 5-14（2）］。这种牵引也可以利用自家的门简易实施［图 5-14（3）］。

　　自重牵引与牵引床牵引是不同的。自重牵引很容易实施，不需要器械；自重牵引可以自我调整和控制牵引重量和侧重，从而将腰椎关节一点点牵开，又不至于因过度牵拉造成关节周围组织损伤，同时还可以对腰椎侧弯做一定的矫形恢复。自重牵引一般针对的是恢复期患者，而牵引床牵引则主要针对急性期患者。

弯腰压腹训练

　　该训练是我国著名骨伤专家冯天有教授发明的一种特别用于腰椎滑脱患者的训练方法。患者可以在专门的训练器械上完成，也可以在家中用一把椅子来完成。如图 5-15 所示，患者站立在椅子身后，将椅子背顶在肚脐的位置，然后向前下腰。当下腰时抵达极限时，稳住身体，做小幅度（5～10厘米）的向下牵振运动。10～20次为1组，可以做2～3组，间隔5分钟。每天2～3回。开始时一定要谨慎小心。

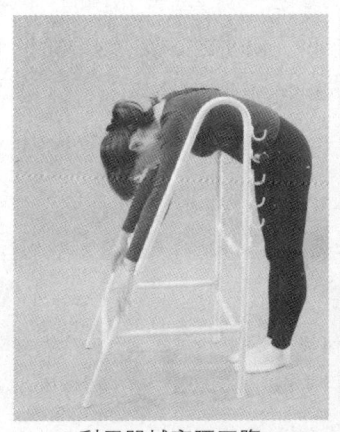

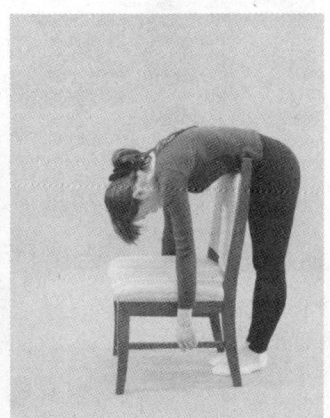

利用器械弯腰压腹　　利用椅子弯腰压腹

图 5-15　弯腰压腹训练

要点　每次向下牵振的幅度不要太大，不要做成大幅度的弯腰—起身动作。

矫形鞋行走训练

垫矫形鞋也是腰椎疾病常用的方法之一。这个方法也是由冯天有教授首先提出的。矫形鞋行走训练是一种非常简单的训练方法，主要针对那些由于腰椎损伤退变性疾病（如腰椎间盘突出症等）引发腰椎侧弯的患者。只要具备下述两个条件，就可以尝试矫形鞋行走训练：①患者已经过了急性刺激期，躯干仍然处于一种侧弯状态；②当患者的躯干在坐位状态（骨盆平衡状态）时，侧弯可以得到部分纠正。具体垫多高的矫形鞋应该由医生确定。医生可以通过检查确定患者应该在哪

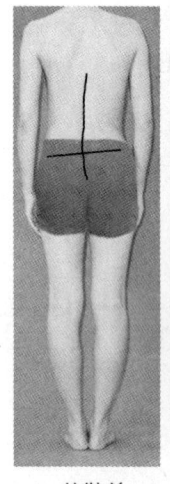

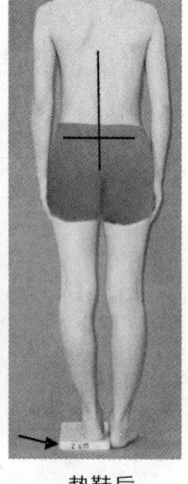

垫鞋前　　垫鞋后

图5-16　患者垫矫形鞋后脊柱侧弯和骨盆倾斜被纠正

个脚下垫上多厚的矫形鞋底。图5-16是一个患者垫矫形鞋前后的背部躯干图像，可以明显看到垫上鞋底后躯干侧弯有所校正。

要切记一个重要原则：根据患者症状的改善、畸形的改善，矫形鞋底需要逐渐撤下来，具体撤下的时间没有绝对的标准，一般可以在专业医生那里得到帮助。

要点　在进行矫形鞋行走训练时，刚开始可能有部分患者会出现不适感，一般会在1周内消失，但切忌出现疼痛加重的感觉。另外，急性期一般不宜使用矫形鞋训练。

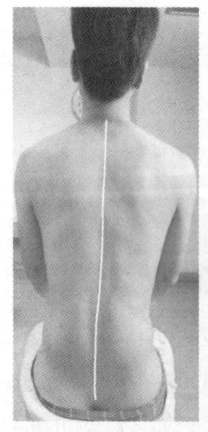

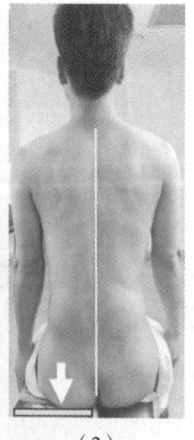

坐位垫臀训练

部分需要矫形鞋训练的患者也需要坐位的臀部矫形训练。一般在坐位时，可以通过垫高一侧臀部，使得腰椎侧弯得以纠正，患者往往可以立即产生舒适轻松感。

具体方法　最好用一本旧书，厚度0.5～2厘米，因人而异。垫在侧弯对侧的臀下（或按照医生的医嘱），如图5-17所示。

（1）　　（2）

患者正常坐位躯干侧弯明显（1），但用1厘米厚的书（箭头示）垫起左侧臀部后，侧弯改善（2）

图5-17　坐位垫臀训练

要点　单侧臀部垫起后，患者一

定要有腰背部的舒适感。如果更加疼痛则不能使用。一般在半个月后开始逐渐减少高度，以每2~3天撕掉一页纸为适宜。如此逐渐降低垫臀高度，一般会与脊柱侧弯的纠正基本同步。如果降低高度期间出现不适感，要延长降低高度的时间。

腰背部背伸肌力训练

1. 半俯卧撑

患者俯卧位，双上肢支撑在床面，做俯卧撑动作，但腰腹部及下肢并不抬起。上身抬起后维持15~20秒钟再落下，完全放松上身直到完全松弛后，再做下一个，连续做5个为一组，每日可以做2~3组，在一天中的不同时段做（图5-18）。

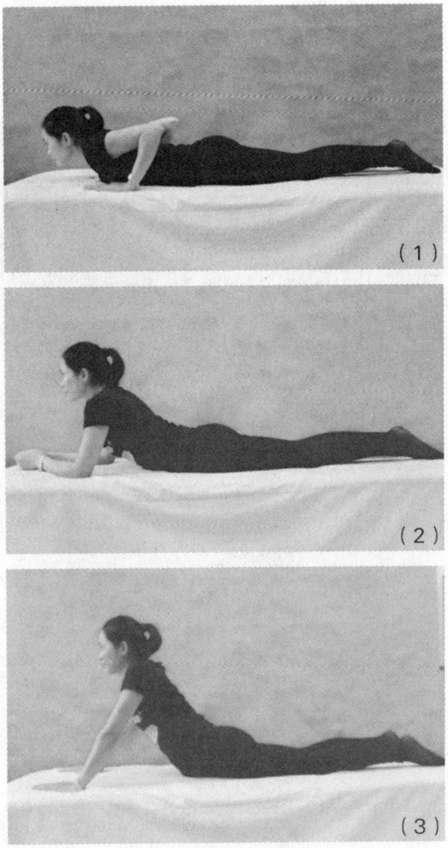

目的 该动作是康复常规训练中的肌肉等张收缩训练，即以躯干的部分重量作为均匀载荷，在维持腰椎关节背伸运动的同时达到训练腰背部肌肉力量的效果。这种训练过程中载荷不变，关节同时有一定的运动，可以在增强腰背部肌群力量的同时增加腰椎关节的咬合能力，对于腰椎关节的稳定性具有重要作用。该训练非常适宜腰椎不稳和症状反复发

（1）症状期角度最小；（2）康复初期角度增加；（3）康复后期角度最大

图5-18 根据腰背部紧张感觉而选择不同背伸角度

作的患者。

要点 背伸动作要和缓，维持腰椎背伸的角度不宜过大，只需腰部有紧张感且以不引发疼痛刺激为适度。做半俯卧撑动作时不必使整个上肢完全伸直，有时只需要双肘关节支撑或者头微微抬起就可以，只要腰部出现紧张感觉即可。随着疼痛的逐渐缓解，上身抬起的角度可以逐渐增加，最终可以达到双上肢完全伸直的程度（图5-18）。另一个务必注意的原则是：做完动作后一定不能有任何不适感，否则需要降低支撑的高度或减少支撑的时间。

2."半燕飞"训练

患者俯卧在床上，上身向上抬起，双臂向后上方伸展，双腿尽量保持不动，腰腹部紧贴床面，抬高的角度以腰部出现紧张感为度，但不要出现疼痛感（图5-19），保持这个体位维持10秒钟后，放松回到俯卧位状态，头转向一侧休息5~10秒钟，感到腰背部完全放松后再重复上述动作。反复5次为一组，每日可以做2~4组，在一天中的不同时段做。

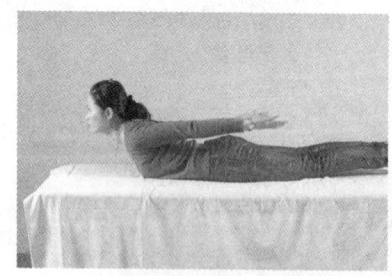

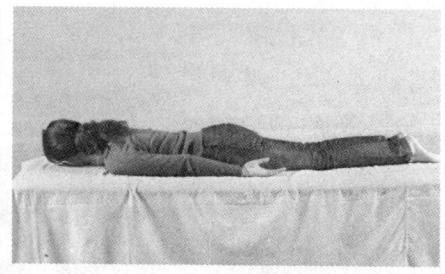

图5-19 "半燕飞"示意图：仅上身抬起下半身不动

目的 与"半俯卧撑"动作的意义相同，但力度有所增加。

要点 背伸动作要和缓，维持腰椎背伸的角度以腰部有紧张感为适度。务必注意的原则与上相同：做动作时可以略有不适感，但做完后必须毫无不适感。另外，"半燕飞"训练是"半俯卧撑"训练的升级版,只有"半俯卧撑"训练已经完全无不适后,才可以做"半燕飞"训练,二者不可同时都做。

腰背部肌群牵张训练

腰椎疾病患者经常会因为腰椎后关节的损伤刺激而双侧腰背部肌肉韧带僵硬挛缩,严重影响腰椎关节功能,甚至导致患者不能弯腰,尤其不能维持半弯腰的姿态,比如不能洗脸、洗衣物、切菜等。此时,可以循序渐进做腰背部肌肉的牵张训练,将挛缩的肌肉慢慢拉开。具体有以下两种方法。

1. 床上训练

患者仰卧,头部慢慢抬起,屈膝屈髋,双手向前伸尽量够膝,当感到腰部有紧张感出现,停止抬头和够膝屈曲动作,维持该姿态10~20秒钟,然后放松躺平,紧张感完全消失后再做下一次。连续5次为一组,一天可以做3~4组(图5-20)。如果患者只出现一侧疼痛,可以加做疼痛侧的下肢的卧位抱腿动作,动作如图5-21所示,维持的时间也是20秒钟左右,一般只做患侧的下肢,不必双侧都做。

要点 头部抬起时腰背部允许出现牵张感,但尽量不要出现明显的疼痛感,做完动作后更不能出现任何不适或疼痛加重。如果做完动

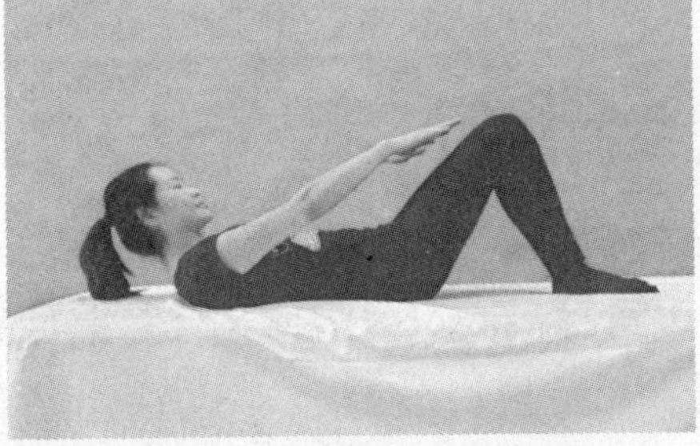

图5-20 背部肌群牵张训练 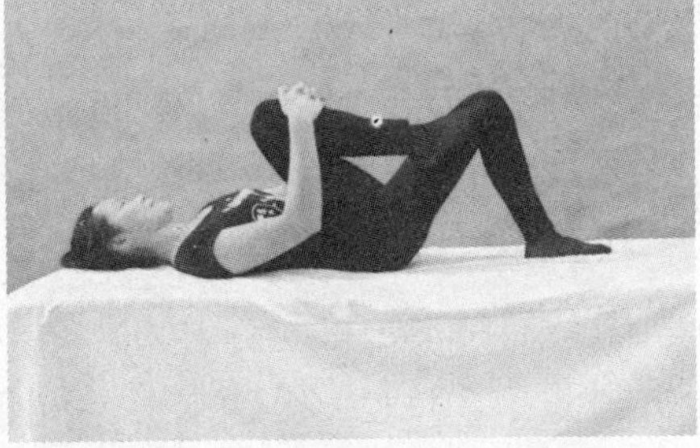　　图5-21 痛侧屈曲抱膝训练

作后出现局部疼痛，则需要减少头部抬起的角度。

2. 地上训练

如果患者行动方便，也可以实施床下的训练。初期一般以坐位前屈牵拉为主［图5-22（1）］，前屈角度以腰背部有牵拉感即可停止，然后维持该前屈姿态10～20秒钟，3～5次/组，3～4组/日（在不同时段做）。如果弯腰后腰背部牵拉感不明显，可以向前尽量伸直膝关节进行加强训练［图5-22（2）］，也可以改成站立位［图5-22（3）］。

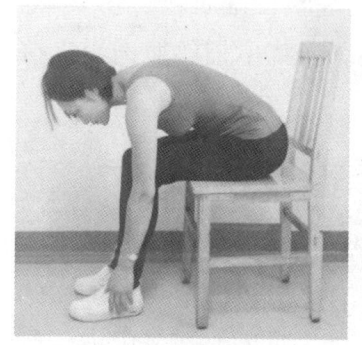

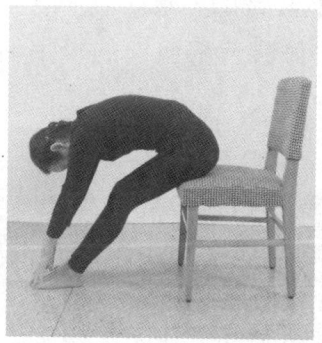

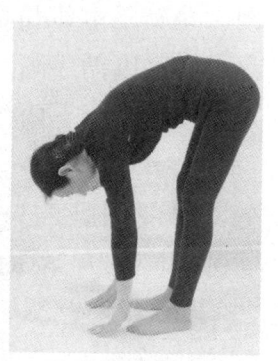

（1）坐位腰背肌牵张训练　（2）坐位腰背肌牵张加强训练　（3）立位腰背肌牵张加强训练

图5-22 腰背肌牵张训练

要点 前屈动作时腰背部允许出现牵张感，但尽量不要出现明显的疼痛感。做完动作后更不能出现任何不适或疼痛加重。如果做完动作后出现局部疼痛，则需要减少前屈的角度。

盆带肌群训练（抱膝训练和压膝训练）

腰椎疾病患者经常会因为患侧的损伤刺激而导致同侧的盆带肌群出现不对称挛缩，可能造成其间穿行的下肢神经产生慢性缺血性刺激，导致大腿或整个下肢疼痛症状。此时，可以让患者做盆带肌群的牵张训练，将挛缩的肌肉慢慢拉开。

第5章 脊柱的维护和保养

具体方法

（1）抱膝训练：将患侧的下肢跷起二郎腿，然后用双手抱住膝关节处，向怀里抱拉，此时会感觉到大腿后侧、或腰骶部、或臀部有牵拉感觉，稳住膝关节，保持这个感觉不变，坚持10~20秒钟，然后再放松膝关节（或放下翘起的二郎腿），等到腰骶区或后臀部牵拉感完全消失为完成1次训练，连续5次为1组。一天可以做3~4组。如果，抱膝动作无牵拉感，可以尽量将抱膝动作向健侧倾斜，并保持上身不动。此时往往会诱发臀部或腰骶区等处比较明显的牵张感觉，如图5-23（1）所示。

（2）压膝训练：将患侧的下肢搭在健侧膝上，用患侧手缓缓用力向下压住患侧膝关节，此时会感觉到同侧大腿根部、或兼腰骶部、或兼臀部有牵拉感觉，稳住膝关节，保持这个感觉不变，坚持10~20秒钟，然后抱起膝关节（或放下翘起的二郎腿），等到各种牵拉感完全消失即完成1次训练，连续5次为1组。一天可以做3~4组。该动作要遵医嘱实施。如图5-23（2）所示。

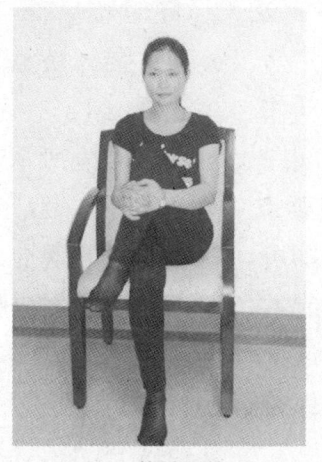

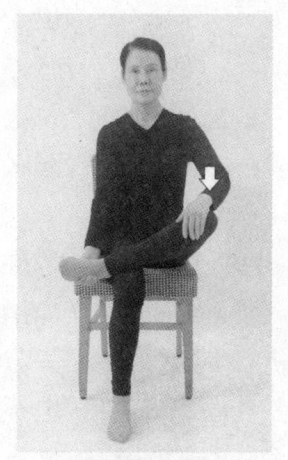

（1）抱膝训练　　　（2）压膝训练（左侧受累）

图5-23　盆带肌群训练

要点 抱膝或压膝后出现牵张感觉即可，尽量不要出现明显的疼痛感，尤其是做完动作后不要出现疼痛感觉，如果做完动作后出现局部疼痛的加重，则需要减少牵拉或下压的力度。如果很轻微的牵拉或下压都会出现下肢疼痛加剧，一定要停止。另外，一般只做患侧的下肢（即有牵拉感觉或感觉明显的一侧），不必双侧都做。

坐位抬腿训练（简易腰椎固有肌训练）

腰椎疾病患者经常会因为腰椎固有肌群（贴近脊柱的小肌肉，主管脊柱的稳定）比较虚弱而缺少持久的抗疲劳能力。一般的体育健身运动锻炼的是躯体运动肌肉，如阔背肌、斜方肌等，所以许多患者运动中并无大碍，但持久的站立、坐位等姿态却会出现腰部疼痛不适，因为此时腰椎周围的大肌肉并不工作，固有肌群却由于比较薄弱而无法胜任腰椎的稳定。这组肌肉的训练此时将是康复的关键环节。

具体方法 端坐在凳子上或椅子的前部，后背不要有任何依靠，腰部保持挺直，双下肢略微抬起离开地面，上肢不要扶物，稳住该体位15～20秒，同时腰后部会渐渐有紧张感，然后足放下，腰部松弛休息，算完成一次动作，5次为1组，3～5组/日（不同时间段），如图5-24所示。

要点 初始阶段，双下肢抬离地面稍许即可。随着能力的增加，可以逐渐增加抬起的角度，亦可增加双脚前伸，使膝关节逐渐伸直。无论何种姿态，腰背部一定要保持挺起状态，有紧张感，不能出现疼痛感，尤其是做完动作后不能出现疼痛感觉。

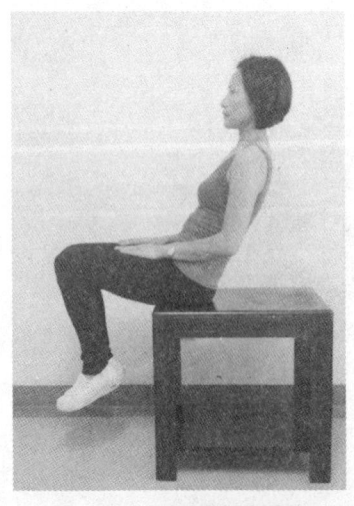

图5-24 坐位抬腿训练

单足立位训练（简易不对称腰椎固有肌训练）

如上坐位抬腿训练的介绍所述，康复期腰椎疾病患者的固有肌群训练非常重要，但许多患者的双侧固有肌群问题并不平衡，某一侧可能更严重些，单足训练可以通过某一侧下肢的加强训练而改善这种不平衡状态。

具体方法 患者可以通过简单的站立姿态完成该训练。一般可以站立在书桌旁边，双足与肩同宽，先将重心移到患侧（或比较容易出现疲劳的一侧），略微抬起另一侧下肢，使得患侧下肢独立承重（图5-25）；稳定住该姿态15～20秒钟，放下健侧下肢，完成一次动作，稍息后重复该动作，5次为1组。每日可以做3~5组，但需要在不同时间段做。

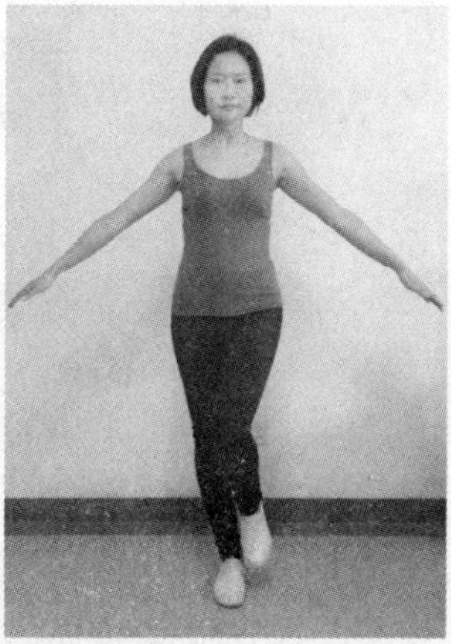

图5-25 单足站立训练

要点 健侧下肢不必抬得太高，只需抬离地面即可。如果出现单足站立不稳，可以用手稍微扶一下身边的桌子保持平衡。另外，站立式腰背部一定要保持挺起状态，可以出现紧张感，但不要出现疼痛感，尤其是做完动作后不要出现疼痛感觉。

借助运动器械训练

目前，借助健身运动器械训练越来越普遍，腰腿痛患者康复后借助这些健身器材进行保健也十分重要。作者认为，只有那些已经进入康复后期阶段的患者才能借助器械进行训练。具体建议如下。

（1）下肢及盆带肌群训练：骨盆是脊柱的底座，骨盆周围的肌肉力量是保证脊柱稳定的基础之一。这些肌肉的训练十分重要，可以通过固定自行车（图5-26）和划船器（图5-27）完成。

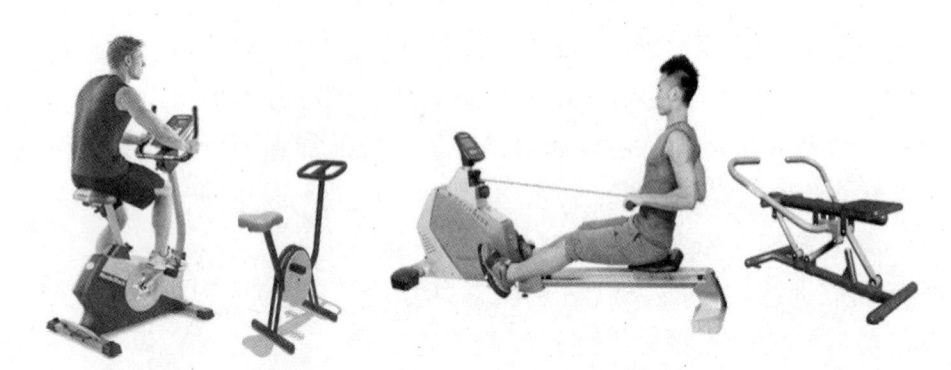

图5-26　固定自行车及户外简易版

图5-27　划船器及户外简易版

（2）腰背肌力量训练：腰背肌包括阔背肌、骶棘肌、斜方肌等椎旁运动肌群，这些肌肉是保证脊柱运动功能完善的主要构成，可以通过拉伸（图5-28）、引体向上、推举（图5-29）、俯卧撑等训练其功能。注意：这些训练一定不要强调速度，要缓慢牵拉、缓慢升起、缓慢推举、缓慢收回，这样才会既锻炼了肌肉的向心收缩，也锻炼了肌肉的离心收缩，后者更为重要。

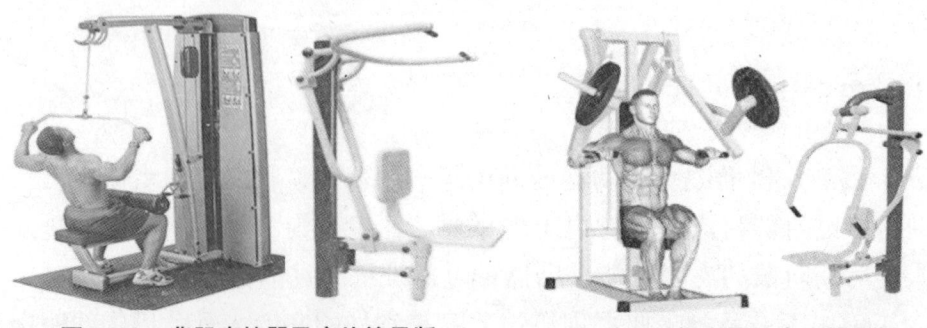

图5-28　背肌牵拉器及户外简易版

图5-29　推举器及户外简易版

（3）腹肌训练：腹部肌肉是完成脊柱运动平衡的主要结构，担负着抗衡较强大的腰脊柱背部肌肉的功能。腹部肌肉松弛，腰椎曲度就会加深，腰椎后关节就会产生较大的压力负荷。腹肌训练可以通过仰卧起坐、仰卧举腿、坐位举腿等训练完成（图5-30）。这些简易锻炼同样不要强调速度，要缓慢抬起、缓慢放下，这样既锻炼了肌肉的向心收缩，也锻炼了肌肉的离心收缩。

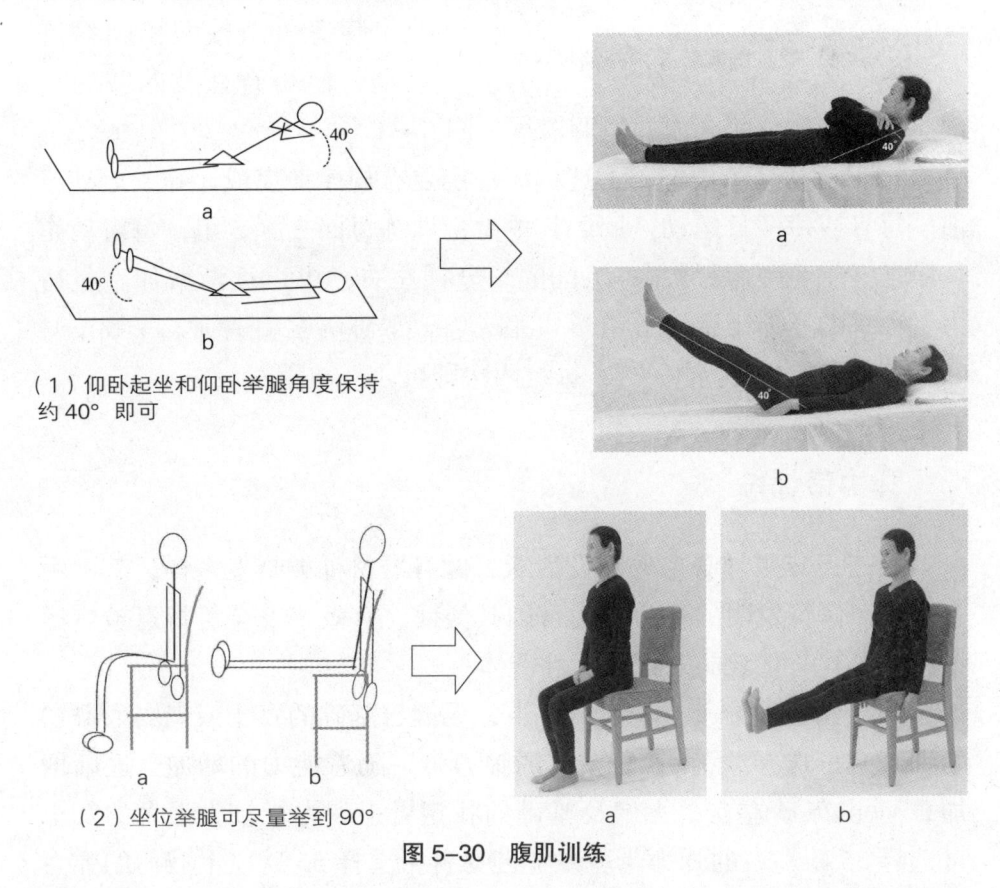

（1）仰卧起坐和仰卧举腿角度保持约40°即可

（2）坐位举腿可尽量举到90°

图5-30 腹肌训练

（4）协调训练：为了加强脊柱周围固有肌群和运动肌群的协调能力和耐疲劳能力，可以利用漫步机（或称椭圆机）进行训练。椭圆机模拟了跑步、骑车、登山、滑雪等许多运动方式，其任何运动轨迹都

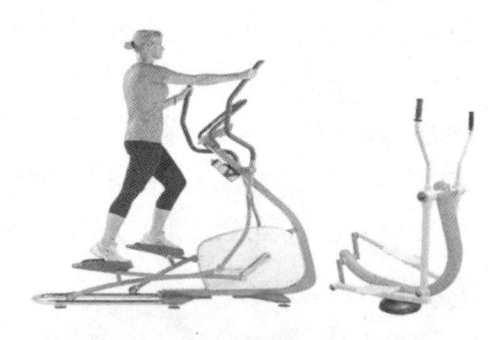

图 5-31　健身椭圆机及户外简易版

是椭圆形。由于运动过程中的双腿并没有着力点，所以对膝盖影响相对较小，更适合热身运动或者是年纪较大的人。通过两脚的前后及手臂推拉的协调运动，肩、肘、髋、膝等关节按照椭圆轨迹运动，使得脊柱及四肢的全部肌肉得以充分而全面的协调锻炼（图 5-31）。

（5）运动量的把握：上述训练一定要有规律地完成，养成运动习惯。每日或每两日运动一回。其中力量训练每回 3 ~ 5 组，每组动作 10 次左右，量力而行，每组间隔 5 分钟左右，可以逐渐增加。坚持力量训练的量一定要以分组形式完成。至于协调运动训练，一般按时间计算，初始 15 分钟一次，每组两次即可。

弹力带训练

由于近年来健身市场越发活跃，健身器材种类越发多样，其中由日本永田孝行发明的健身弹力带因其便捷、有效、安全等特点被广泛推崇，尤其适宜老弱人群及女性群体。

（1）选择弹力带：一般情况下，无健身基础的女士或老弱人群初始训练时可选择载荷 15 磅左右的弹力带，随着能力的增加，逐渐增加载荷至 25 磅左右；无健身基础的壮年男士和力量较为强大的女士可选择 35 磅左右的弹力带。专业健身者可选择 55 磅以上载荷的弹力带。弹力带类型很多，大致分成有手柄和无手柄两种。无手柄的主要是带状、条状的纯橡胶带，长度超过 1.5 米，主要用于肌力康复训练和一般性肌力训练；有手柄的弹力带长度一般在 1.5 米以下，主要用于大肌群力量训练和专业塑型训练。

（2）训练方法：弹力带训练方法比较多。网上推荐的方法也非常多。本书以无手柄弹力带训练为例，介绍一些比较方便易学的方法（图5-32），最终达到恢复或增加肌肉韧带的力量和弹性的目的。

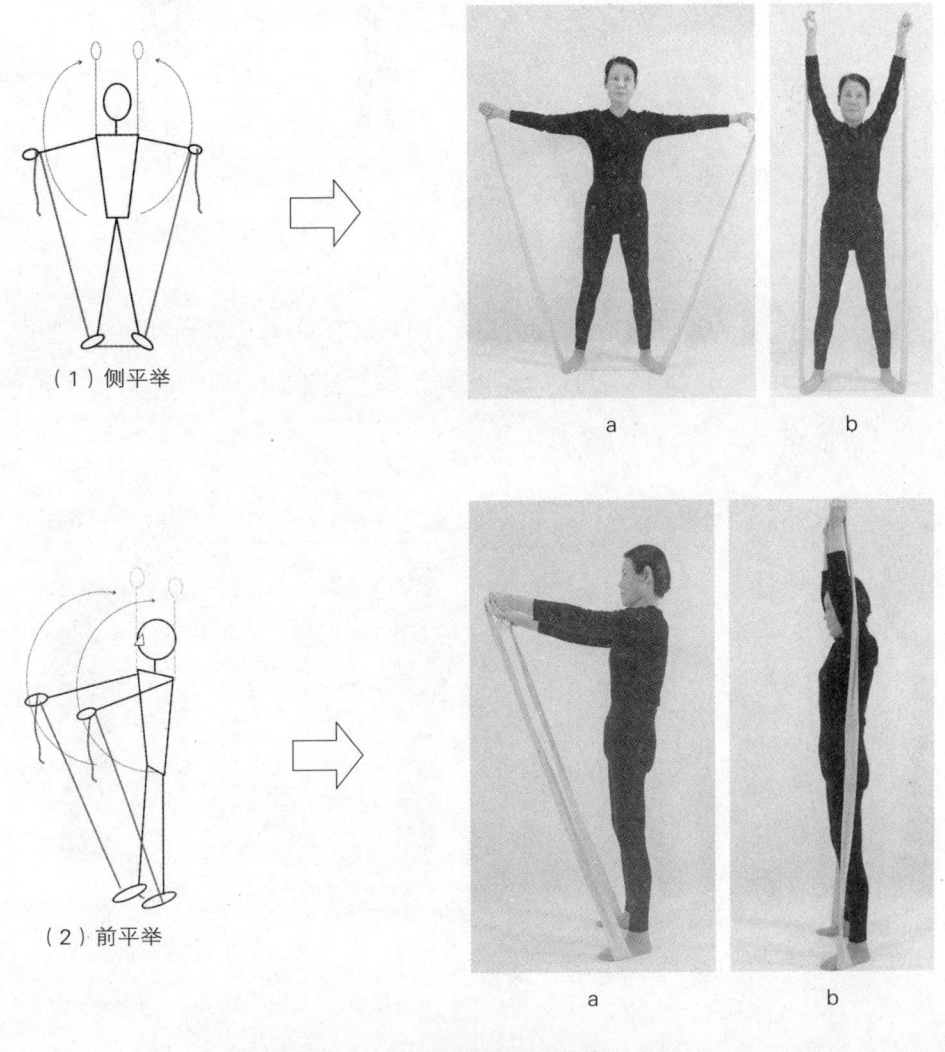

（1）侧平举

a　　　　　　　　b

（2）前平举

a　　　　　　　　b

图5-32　弹力带简易训练操（1）-（2）

腰椎病防治与康复

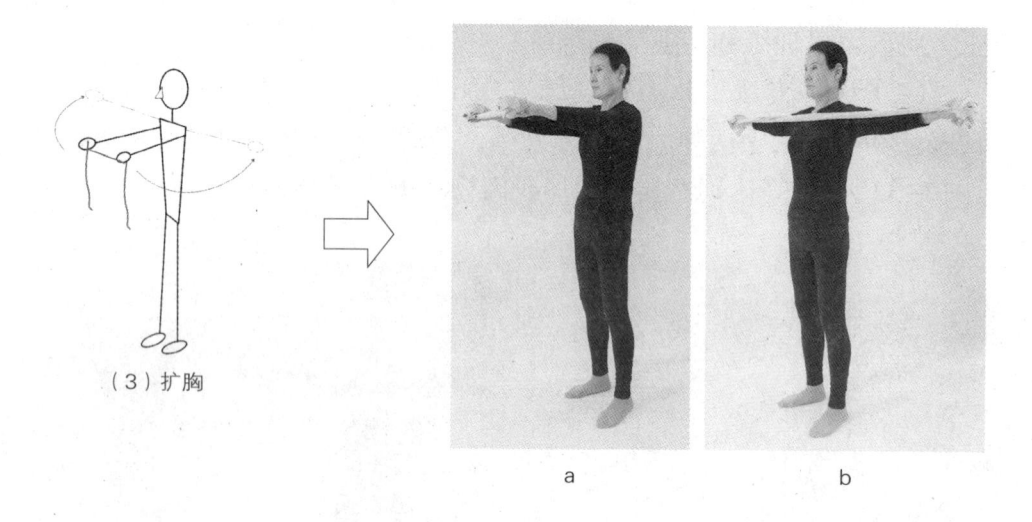

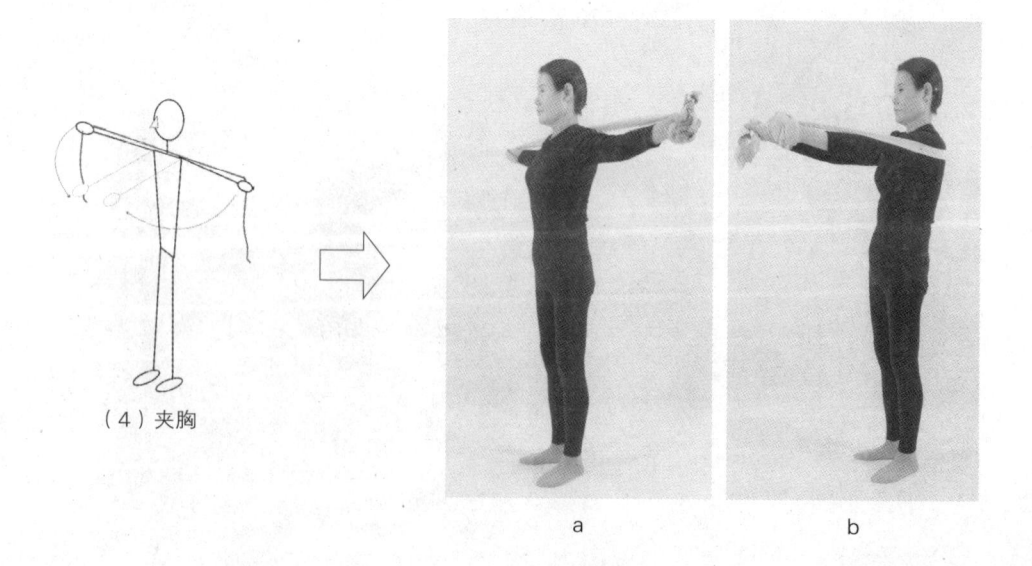

（3）扩胸

a　　　　　b

（4）夹胸

a　　　　　b

图 5-32　弹力带简易训练操（3）-（4）

114

第5章 脊柱的维护和保养

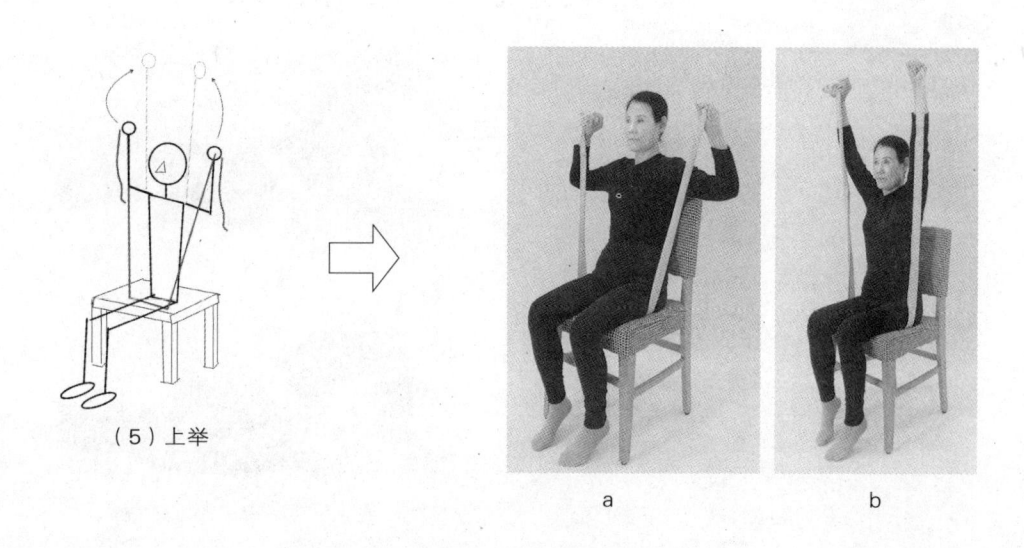

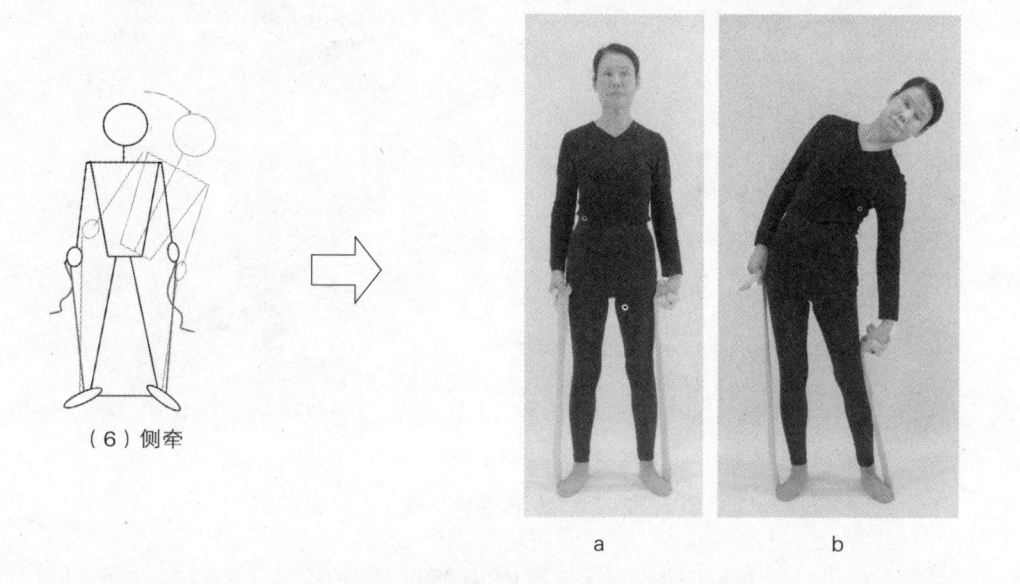

(5) 上举

a   b

(6) 侧牵

a   b

图 5-32 弹力带简易训练操 (5)-(6)

115

腰椎病防治与康复

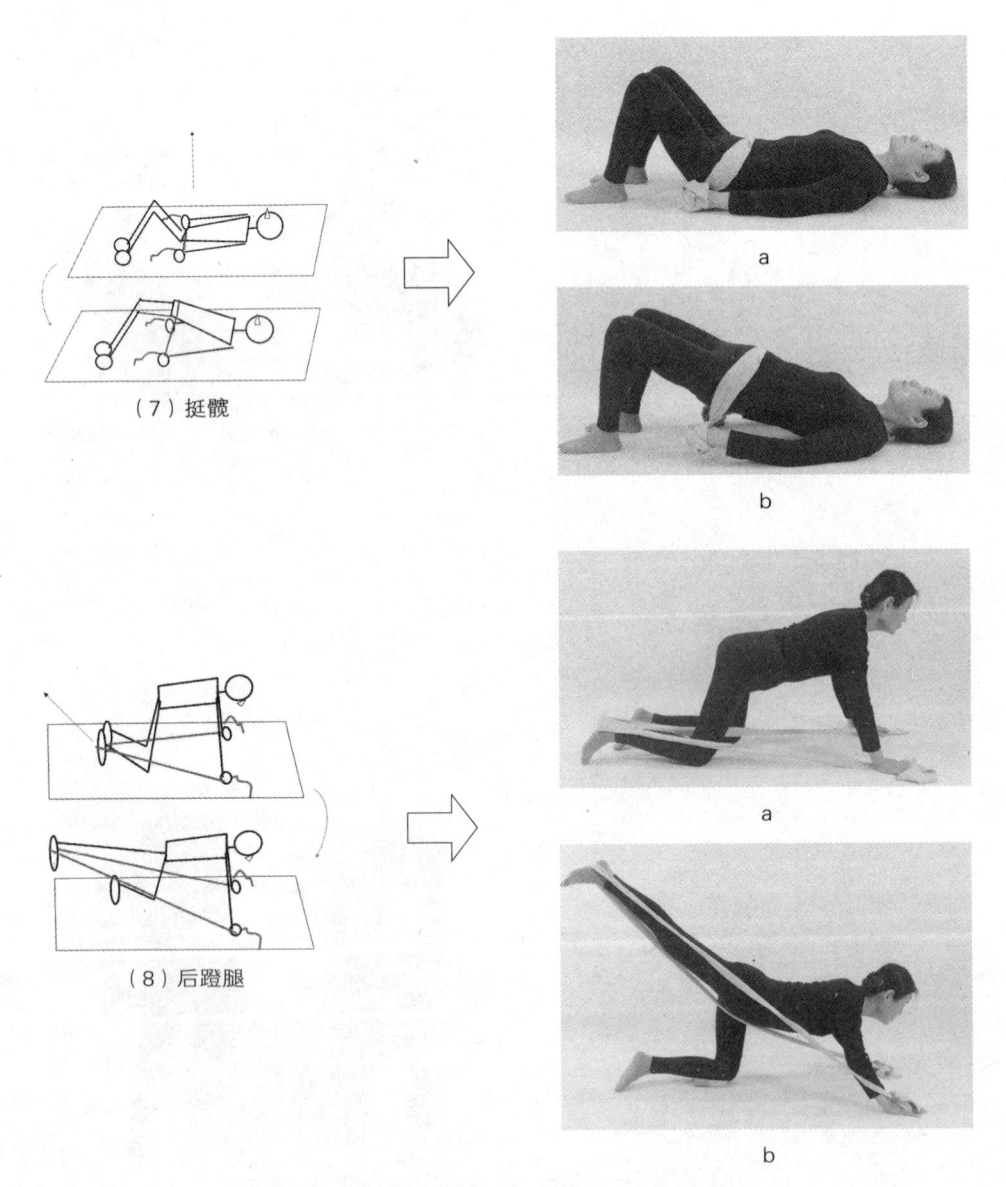

(7) 挺髋

(8) 后蹬腿

图 5-32 弹力带简易训练操 (7)-(8)

(3) 运动量的把握：患者可以根据自身状况，选择 3～5 个动作（不必全部选择），每日或每两日运动一回，每回 3～5 组，每组动作

116

约 10 次（患者根据自身状况量力而行），每组间隔 5 分钟左右。随着能力的增加，可以逐渐增加每组动作次数。

5 腰脊柱保健性训练的建议

腰椎病患者康复以后，一般就归到数量极其庞大的脊柱亚健康的人群中。在这个群体中，想要再回归健康人群的行列十分困难，而病情进一步发展进入病人群体却极其容易。若要避免再度遭遇疾病的痛苦，一定要坚信"生命在于运动"的理念。以下是几点建议。

康复三原则

在康复阶段，一定要牢记三个基本原则：生活规律、运动规律、避免意外。

生活规律　工作和生活要保持比较规律的状态，避免大起大伏。增加生活工作负载要本着渐进的原则，不要突然改变负载状态。

运动规律　根据不同的康复训练原则，要十分规律地定时定量地运动。需要注意的是，如果由于天气或意外身体出现了不适或疼痛，一定要立即停止或减少运动量。

避免意外　一是要避免突然意外劳损或扭伤，二是避免着凉或疲劳负荷。

阶梯训练的原则及方法

脊柱疾病症状期消除以后，经过一定阶段的康复训练，患者一般就进入比较稳定的临床治愈状态。但是，这个阶段并非所有问题都已解决，脊柱的应变能力尚不足以抵御各种生活中的意外情况。此时的脊柱只是一种亚健康状态，退一步很容易转成"患者"，但进一步提高脊柱健康水准却非常之难。作者根据长期的临床经验，总结出一套比较实用的阶梯训练方法。长期临床实践表明，这套方法对脊柱健康水准具有重要的推动作用。

1. 白领人员的腰椎阶梯训练

（1）每日基础运动："慢骑马"运动（95页）、行走训练（1～2次/日，20～30分钟/次）。

（2）每周渐增全身性健身活动：一般来讲，每周可以渐进增加的运动训练次数是因人而异的，大致1～3次/周。下列是可以选择的运动处方：

处方1 爬山（5°～15°的坡路走）

初始量：上行30分钟，下行30分钟，每周1～3次。速度因人而异，应该属于个人的中等偏快速度。一般每隔3～4周后开始增量。

增量原则：每周增加原来基础行走时间（不是距离）的1/5～1/3，但每次的运动量最多不宜超过2小时。

处方2 健身操（舞）：韵律操、拉丁舞、普拉提、交谊舞、中老年迪斯科、大秧歌、太极拳等。

初始量：30分钟～1小时/次。每周2～3次。

增量原则：1～2个月后开始增加量，半年内逐渐增加到极限量。每周最多5～7次，每次最多2小时。

处方3 游泳：一般可以选择蛙泳、自由泳或仰泳。

初始量：每回游5次，每次50～100米，间隔5～10分钟，每周1～2回。

增量原则：3个月后开始逐渐增量，在1年内达到每回蛙泳3次，每次200～500米，每周1～3回。需要说明的是，游泳运动个体差异较大，每个人可以根据自己情况，适度调整运动量。开始时，一般不要超过腰椎正常时运动量的一半，1~2个月以后可以逐渐增加。

处方4 水中行走：不会游泳者可以试探"水中行走"运动，即在深水（齐胸）中行走。

初始量：每回50～100米×4～5组，间隔5～10分钟（注意：提前做好热身活动，水温不能太凉），每周1～3回。

增量原则：1～2个月后开始逐渐增量，在半年内可以增加到每回200～300米×4～5组，间隔5分钟左右，每周最多5～7回。

2. 蓝领人员的阶梯训练

（1）每日基础运动："慢骑马"运动（95页）、行走训练（1～2次/日，20～30分钟/次）。

（2）每周渐增的全身性健身活动：下列是可以选择的简易运动处方。

处方1 主妇训练计划

初始量：2～4个人的简单饭菜，包括采买；100平方米以下房间的简单打扫（擦拭浮灰、规整物件、扫地）；家中一个学龄前儿童辅助照料（主要由保姆照料）。

增量原则：逐渐增加健身性的户外活动，而不是增加家务。上述白领运动处方任意一项均可。

处方2 农夫训练计划

初始量：农忙季节以外的一般农活，如收拾庭院、侍弄菜园等，但要尽量避免抗、抬、拽、拉重物的动作。每日劳作时间要大致规律。

增量原则：逐渐增加协调性活动和有负荷劳作。如挑担、背物、除草、铲粪、开拖拉机或农用车等。在劳作时间上要逐渐增量，在劳动负荷上也要循序渐进地增量。一般需要半年到1年才能达到原先的劳作负荷水准。

处方 3　产业工人训练计划

初始量：材料整理，现场清扫，工作准备，杂活，工种不固定（不要固定一个姿态负重工作）。

渐增原则：由短时的工种固定到逐渐增加工作负荷。在半年到1年逐渐达到原先的工作负荷。具体的时间一般与原发病的病史长短及严重程度相关。

竞技体育与脊柱健康

竞技体育运动容易引发人们的兴趣和坚持意愿，但对脊柱的影响却是双刃剑。运用得当有助于脊柱健康，运用不当将影响脊柱健康。一般意义上讲，只有在康复后期才可以逐渐施加某些竞技体育运动，具体实施因人而异。

如果是患者原本就非常痴迷或已坚持多年的体育运动项目，定要本着循序渐进、规律的原则，并且在运动前一定要做好热身活动。

如果是初次涉足一项竞技体育项目，则需要了解该运动对脊柱扭力影响的大小。作者认为常见体育运动项目中扭力由小到大排序是：羽毛球—乒乓球—网球—保龄球—高尔夫球—排球—篮球—足球。可以参考这个顺序，循序渐进地过渡到您喜欢的竞技体育项目。

需要说明的是，作为久病初愈恢复的患者，不要选择排在乒乓球以后的体育项目。即便选择了乒乓球或羽毛球也不要过分看中比赛结果，一定要将健身确立为基本目的。作为普通人群，中年以上的人群尽量不要选择爆发力和冲击载荷太强的体育项目，如足球、篮球、排球等。

另外，无论选择何种体育项目都要特别注意"渐进"和"规律"的康复运动原则。

6 健康脊柱的保健常识

从人类日常活动的特点出发，我们应该对自己的脊柱表现出特别的关爱。只有懂得如何关爱自己的脊柱，才可能避免脊柱劳损与退变性疾病的发生。下面仅就我们的日常行为做一些建议。

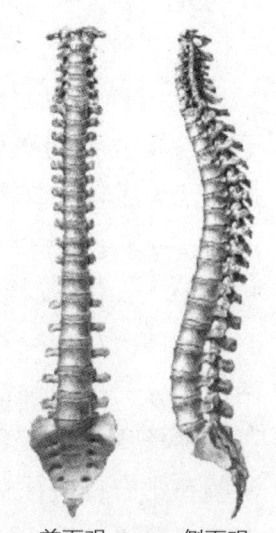

脊柱功能的维护原则

脊柱功能的维护包括三个方面：一是平衡的结构，二是适度的运动幅度，三是良好的协调能力。下面逐一给予解释。

1. 平衡的结构

所谓平衡的脊柱结构包括两种情况：

（1）理想的脊柱：所谓理想的脊柱结构就是没有侧弯、生理曲度正常的结构状态（图5-33）。但现实中维系这种结构极其罕见，也不必强求。

前面观　　侧面观

图 5-33　理想的脊柱

（2）代偿的脊柱：由于发育、遗传、职业特点及各种后天损伤和退变因素等原因，可能会对脊柱造成不同程度的结构影响，这些影响可能导致脊柱出现旋转侧弯、驼背、颈曲变直或反向等。但是，机体并不一定会出现异常，或者只是暂时出现一些异常，随后就会逐渐适应而毫无临

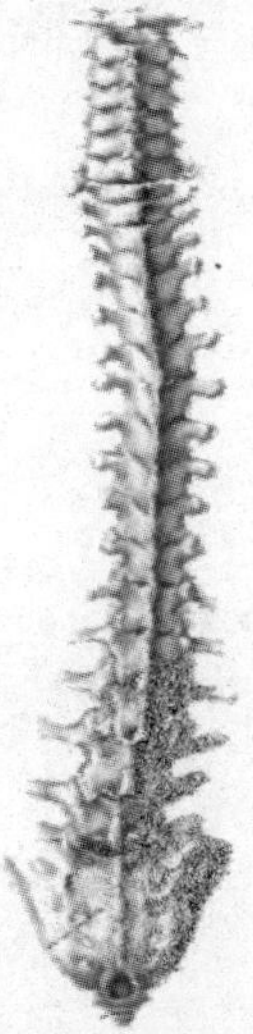

图 5-34　代偿的脊柱

床表现。我们将这种结构异常称为结构代偿，此时的脊柱就是代偿的脊柱（图5-34）。这种代偿的脊柱结构也属于正常的脊柱，是正常人群中最常见的一种脊柱结构状态。绝大部分人的脊柱都是代偿的脊柱。

2. 适度的运动

所谓脊柱运动幅度并无规定的正常标准。不同职业、不同年龄、不同性别、不同机体状态都可能会对脊柱的运动幅度产生影响，但是，作为成年人，大致的标准还是可以确定的。一般认为，颈椎活动范围：左右侧屈45°，背伸35°~45°，前屈35°~45°，左右旋转各60°~80°；腰椎活动度：左右侧屈30°，背伸30°，前屈90°，左右旋转各30°（图5-35，图5-36）。但实际上差别很大。下面的口诀是两个十分简易的颈椎腰椎运动幅度测量方法，如果达到这个标准，就可以胜任日常生活和一般白领工作状态了。需要说明的是，口诀只是说明正常脊柱应该达到的的运动幅度，并不是让大家天天做这些动作训练。具体的脊柱运动训练方法和形式前面已经提到了。

颈椎运动口诀：

仰头能看天；

低头视鞋尖；

扭颈锁骨中；

摆头耳够肩。

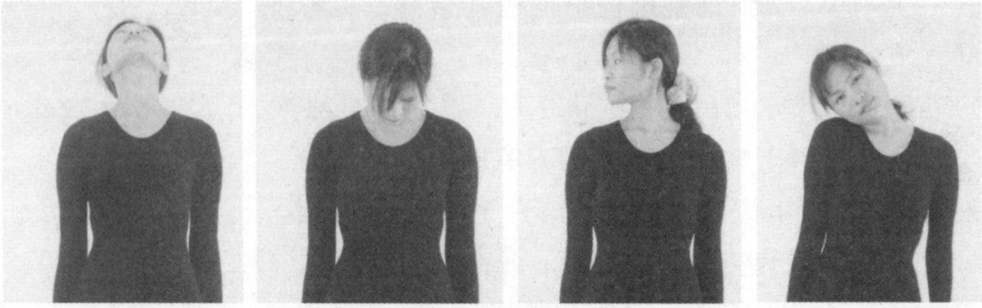

（1）颈椎后仰　　（2）颈椎前屈　　（3）颈椎左右扭动　　（4）头颈侧弯

图5-35　颈椎运动幅度

第5章 脊柱的维护和保养

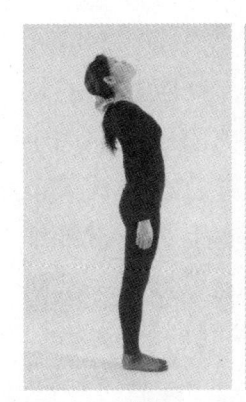

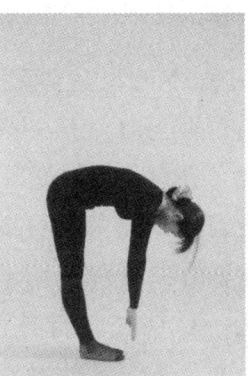

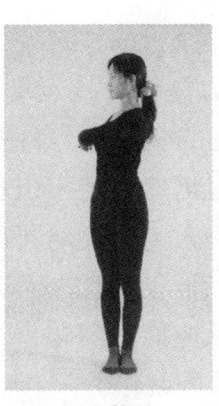

（1）背伸　　　（2）前屈　　　（3）旋转　　　（4）侧屈

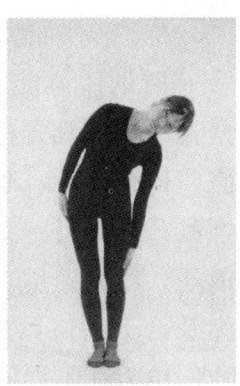

图 5-36　腰椎活动幅度

解释：

——上身保持不动，仰头能看到天；

——站立时低头能看到鞋尖（大腹便便者除外）；

——左右扭头，下颌垂线可以抵达锁骨中央；

——头颈侧弯同时耸肩，耳朵能几乎触碰到肩。

腰椎运动口诀：

仰身正视天花板；

俯身半尺够地面；

转身余光九十度；

侧弯指尖膝上缘。

解释：

——头颈不动，上身后仰能看到天花板；

——向前弯腰，双膝伸直，双手离地面约半尺远（1尺=33.3厘米）；

——骨盆不动，头颈不动，侧转身用侧目余光可以看到身体正后方物体；

——侧弯腰时手指指尖大约可以摸到同侧膝关节上缘。

3. 良好的协调能力

所谓协调能力是指脊柱运动过程中的反应速度，反应速度的快慢直接影响到脊柱的应变能力和抗负荷能力。有一些人看上去肌肉丰满，体格健壮，但仍然会经常出现"扭腰""岔气"等急性脊柱关节紊乱；而另外一些人（如舞蹈演员、建筑工人等），看上去身材纤细或不太壮实，但在非常剧烈的运动中很少出现损伤。这就涉及关节肌肉及韧带的协调反应能力问题，这一点往往是脊柱保健训练的关键。我们也将在下面做重点介绍。

日常生活中的脊柱保健

脊柱的保健问题应该属于一般生活常识，但是，并非每个人都很清楚。下面我们将与日常生活密切相关的问题做一些介绍。

1. 如何卧？

卧床是日常生活中最常做的事情，约占人生的 1/3 时间，也是影响脊柱的重要因素。但是，有些常识性的东西需要大家知道。具体的方法请参考前面的章节（"选择恰当的治疗"——卧床，52 页）。同时，还要注意不要养成趴着睡觉的习惯，因为趴着睡觉颈椎是旋转状态的，躯干也会随着出现扭转，脊柱当然也是旋转侧弯的状态。长时间保持这种状态，对脊柱健康肯定是非常不利的。

"卧"的要点：
床具手掌测软硬；
荞麦枕头颈下垫；
避免俯卧腰背痛；
侧卧平躺悉尊便。

第5章 脊柱的维护和保养

解释：

——床具的硬度要以仰卧位时将手掌伸入腰下能够勉强进入为适度；

——荞麦皮质地的枕头最佳，枕时应该头、颈下都垫实；

——俯卧位睡眠使脊柱处于旋转状态，不利于脊柱健康；

——侧卧、仰卧都可以。

2. 如何坐？

坐，已经成为当今人类越来越多的生活和工作形态，直接关系到人类的脊柱健康。也正是因为坐位时间的延长，才出现了脊柱劳损退变疾病的普遍增多和年轻化趋势。怎样坐最有利于脊柱的保健呢？先了解下面的要点。

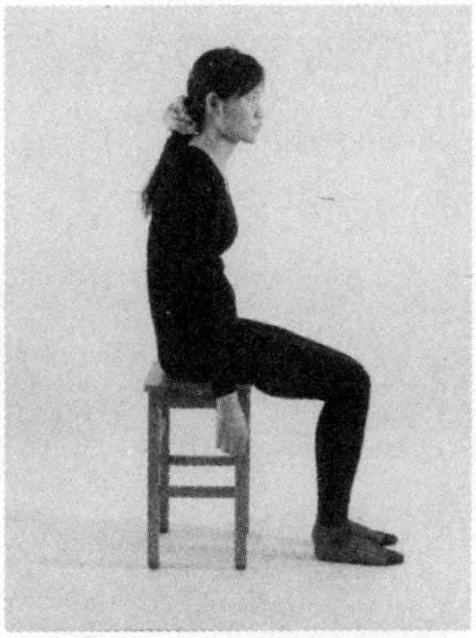

（1）坐凳子要点

松弛坐姿（图5-37）：人坐在凳子上比较舒服的姿态就是松弛坐姿，即所谓"堆坐"。该姿态下肌肉做功很少，韧带处于自然的张力状态，维系时间相对较长，但脊柱的生理曲度会发生明显改变。这种姿态自然会影响到脊柱的力学形态，所以不宜经常松弛坐。

图5-37 松弛坐姿

紧张坐姿（图5-38）：即所谓"挺坐"姿态。为了维系脊柱的生理曲度，坐姿挺拔，如同军人受命时的坐姿，俗称"坐如松"。该姿态必须通过躯干前后的肌肉做功来维系，虽然可以保持脊柱的生理曲度，但却比较容易疲劳，一般人维系不了多久。因此还是提

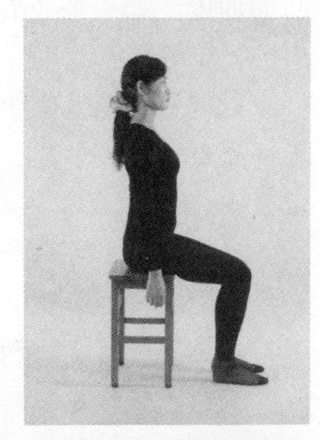

图5-38 紧张坐姿

倡坐椅子，而不是坐凳子。

（2）坐椅子要点

椅面及靠背的角度：一般椅子坐面水平倾斜度为0～5°，靠背夹角为95°～105°。休息椅子坐面水平倾斜度为5°～15°，靠背夹角度为105°～115°。

椅面及椅背的质地：一般不要坐硬板凳，最好坐有软包的坐垫。但是坐垫如果太软，抗压能力减小，对身体支撑力就会减少，增加了不稳定性，同时坐上去的时候，使腹腔受压会感到不舒服，离坐起来不方便，容易使人产生疲劳。靠背与坐垫由于支撑部分不同，压力分布与体表感觉存在差异。要求靠背比坐垫要软一些，整个靠背在支撑腰的部分要略微硬一些，坐垫下沉度为7厘米。

椅子面的高度：一般与小腿长度等长或略长，双脚放在地面时腰髋关节无明显的紧张不适感觉。

扶手高度：最好坐带有扶手的椅子，扶手高度上表面与坐位表面的垂直高度为20～25厘米。如果扶手太高，两手臂不能自然下垂；太低，两肘不能自然落靠在扶手上，都会使两臂疲劳。

坐姿：顶坐最佳，即腰部要始终处于被椅背下端顶住，保持前凸的曲度。如果椅子背凸起的程度不够，可以用靠垫顶住腰部（图5-8）。

时间：连续坐位的时间不要太长，一般1小时，最多2小时。整天都需要坐位工作者，必须要拿出4～6次的起立活动时间来间断坐位工作。

"坐"的要点：
避免"堆坐"和"挺坐"，最好"顶坐"；
避免低坐或久坐，最好少坐。

3. 如何立？

站立本是人类进化后的一个最重要的体态进步，是人类生存的基本要求。但是，站立姿态不正确也会影响到脊柱健康。

（1）松弛立姿：与前面提到的松弛坐姿相同，松弛立姿时肌肉做功较少，主要依赖脊柱周围韧带的自然张力维系平衡；维系时间相对较长；脊柱不仅会出现生理曲度明显改变，还会因为下肢为了交替休息而不断左右转移重心，从而出现骨盆倾斜和脊柱侧弯（图5-39）。

（2）紧张立姿：军人的立正姿态，挺胸收腹。虽然这种立姿可以良好地维系脊柱的生理曲度，但椎旁肌肉始终处于做功状态，非常容易疲劳（图5-40）。因此，紧张立姿无法维持太长时间。

（3）阶梯立姿：可以用一只脚踏在一个20～30厘米的阶梯上，另一只脚以松弛（稍息）状态站立，交替换足。这种姿态既可以保持脊椎旁肌肉的松弛状态以维系较长的站立时间，还可以相对减少松弛立姿造成的骨盆倾斜和脊柱侧弯。这种站立状态对脊柱形态的影响相对较小。

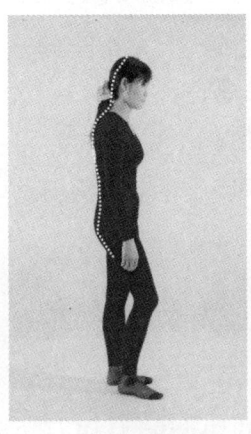

（1）侧位　　（2）正位

图5-39　松弛立姿影响脊柱力线

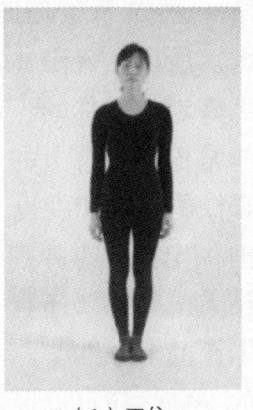

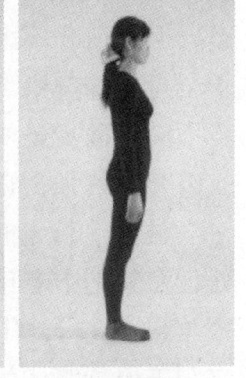

（1）正位　　（2）侧位

图5-40　紧张立姿

（4）站立的时间：除非经过专门训练，一般人站立半小时就会出现疲劳感，1小时左右就很难承受了。如果站立与运动交替进行，往往可以承受较长的时间，这与单纯不动的站立是不同的。运动过程中，会改变脊柱关节的载荷受力点，重新分布脊柱关节的载荷，加上有肌肉参与做功维系脊柱的运动平衡，就可以减少脊柱局部区域的疲劳，增加整个脊柱的承载时间。

"站立"要点：
稍息损结构；
立正劳肌肉；
台阶矫侧弯；
不如勤行走。

4. 如何行？

行走对脊柱的协调能力和力学形态的维系非常重要，但正确的行走并非人人皆知，有如下建议。

（1）疾走：疾走如同急行军，是最佳的脊柱基本功能维系方法。疾走时，需要脊柱自然维系生理曲度，椎旁肌肉处于紧张的工作状态，但负荷并不大。所以，疾走非常有益于脊柱的健康，同时也有益于全身心的健康。疾走是最佳的、可以每日实施的训练方法。它与散步不同。散步是非常松懈状态下的一种行走，下肢做功，而脊柱周围肌肉并不紧张，脊柱的生理曲度也不是最佳状态。

注意 行走时一定要穿有弹性的运动鞋，这对缓冲重力冲击有好处，尤其是中老年人。另外，还有一种比较流行的"支撑疾走"的方式（图5-41），作者也十分推荐。该方式增加双手撑杆的助力，不仅有利于保持躯体的平衡，还可以通过上肢的跟进助力，使肩带肌群得到协调性训练，增加颈椎和胸椎的稳定。

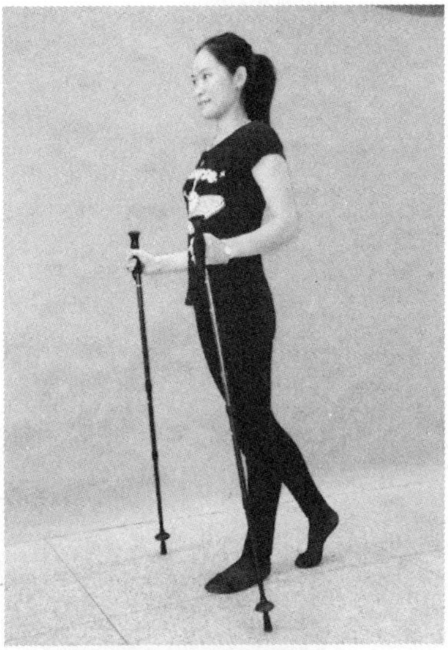

（2）慢跑：是一种不错的脊柱运动方式，但不适合康复期患者。慢跑会对脊柱产生较大冲击，可能由于冲击负荷而使脊柱关节加速退变和损伤。当然，对于健康青年人或中年人来讲，髓核弹性好，没有失稳因素，坚持每日跑步训练是可以的，但要穿着弹性好的运动鞋。

（3）爬山：爬山是指上下坡行走，或称坡度走，并不是指上下楼梯。当然，上下楼梯也是一种运动，但上下楼时的空间狭小，空气不好，形单影孤，既不容易引发兴趣，运动强度也比较

图 5-41 支撑走

大，很难坚持。作者所提倡的是坡度走，坡度可大可小，一般可根据个人情况而定，也可以通过调整跑步机的角度在室内进行。坡度走上行时增加了下肢前群肌肉的负荷，下坡时增加了后群肌肉的负荷，有助于增加下肢前后群肌肉的力量，并借此影响下腰椎和整个躯干。坡度走的时间一般为 2 小时左右，包括上下坡两部分。如果没有条件和时间，可以每周 1~2 次；若有时间和条件，也可以每日 1 次。

（4）鞋子：无论是患者，还是正常人，选择适当的鞋子都是非常重要的。从足跟到脊柱之间的应力传导比较直接，无论是膝关节的半月板、髋关节的髋臼，还是骶髂关节，都没有太多的弹性缓冲功能。主要还是通过椎间盘和脊柱的关节来减少对头颅的震荡冲击。所以，一双具有弹性的鞋子是增加脊柱保护的重要法宝。一般来讲，无论生活还是工作当中，尽量不穿高跟鞋和硬底平跟鞋，提倡穿比较有弹性的平底或小坡跟鞋。诸如旅游鞋或牛筋软底的休闲鞋等。

"行"的要点：
疾走老少皆适宜；
慢跑老年有顾虑；
坡度行走增体力；
常年坚持是第一。

5. 如何休闲？

休闲是一个非常模糊的词汇，包含十分丰富的意义。这里作者并非要指导人们如何规范自己的休闲行为，而是提出一个有利于脊柱健康的休闲方式。当你在安排一个丰富多彩的假日或节日生活时，不能不考虑脊柱健康的问题。下面仅就几个最常见的休闲方式提点建议。

（1）饮酒：正常人的睡眠姿态调整大约每2小时1次。但是，由于酒精的麻痹作用，饮酒过度可以导致神经反应的迟缓。尤其是醉酒以后，睡眠过度深沉，正常的睡姿调整信息已经无法唤醒神经中枢，往往是倒下时什么姿态，醒来还是什么姿态。身体在一个姿势下承受十几个小时的静态负荷，疲劳损伤自然就会在承重点（如扭曲的腰椎关节）逐渐形成。一觉醒来，常常是轻者浑身酸痛，重者甚至腰病复发。因此，小酌尚好，酗酒伤身。

（2）打牌：朋友聚会打牌是常事，偶有几次，并无大碍。但是，如果打牌成瘾，废寝忘食，则可能对脊柱造成很大伤害。主要是因为长期坐位，形神"兼惫"，脊柱下段（尤其是腰骶部）承受不了如此长时间的静力负荷，会造成积累性退变损伤。

（3）夜生活：经常聚会，昼夜颠倒不仅会影响内脏器官的生物节律，还会影响脊柱载荷的生物节律。关节休息无规律，也会造成协调能力下降，很容易受到损伤。

6. 如何运动？

前面提到腰椎病后康复后期的全身性运动训练的问题。其实，许多正常人都把体育运动作为一种休闲方式，而选择哪些体育运动对脊柱的健康有益，大多数人是不十分清楚的。作者根据自己的临床经验做一个简单的介绍。

（1）竞技体育：竞技体育项目很多，比较普及的群众性竞技体育项目主要是球类项目，包括比较常见的三大球（篮球、足球、排球）和两小球（乒乓球、羽毛球）。随着人们生活水准的提高，又逐渐增加了许多所谓贵族运动项目，诸如高尔夫球、保龄球、网球等。这些球类等运动项目都是竞技性比较强的项目，非常容易造成运动损伤。年轻人肌肉弹性比较好，可以胜任。而中老年人做这些运动项目时则需要相对控制运动幅度和运动量，以完成一次运动后次日精神饱满、身体毫无倦意为度，否则很容易造成运动损伤。当然，无论是哪个年龄段的人，运动前充分热身、运动量相对恒定、运动时间相对规律都是十分重要的。

（2）健身体育：诸如游泳、健美操、瑜伽、交际舞、中老年大秧歌、太极拳等，甚至包括一些小区里的健身器械（固定自行车、健骑机、太空步、立位旋转轮、划船器、下肢训练器等）都属于健身类的体育项目，颇受中老年朋友们的喜欢，大部分也十分符合脊柱健康训练的原则，非常值得提倡。但是，有一个基本原则必须牢记：循序渐进，养成规律，常年坚持，必然有益。

7. 旅游须知

旅游、出差是现代工作生活的重要特征，也是生活质量提高的一种象征。但是，旅游或出差经常会打乱生活节奏，造成脊柱生物学节律的紊乱，很容易影响脊柱的健康。

（1）枕头：出差旅游需要在卧铺火车上或宾馆里睡觉，第一个不适应的就是枕头。蓬松棉枕头是火车或宾馆里最常用的枕头，这对颈椎曲度的维系非常不利，很容易造成落枕或其他颈椎问题。建议尽可能在旅行或出差时携带一个自己最中意的枕头（荞麦皮的最佳）。

（2）作息规律：打乱作息规律或倒时差是旅游和出差人员遇到的头痛问题。作息规律的紊乱，必然带来机体生物钟紊乱，同时还会影响脊柱的生物节律。尽量保持最基本的作息规律是旅游或出差中最为重要的事情。

（3）旅行工具的影响：无论是汽车、火车、飞机，只要是长途旅行，就可能因为长时间的坐位环境造成脊柱关节僵硬，并可能由于负荷过久（尤其是下腰椎）而产生劳损。飞机气流平稳以后，或火车平稳行进过程中，经常起身行走活动少许（每小时1次）对脊柱健康有益。坐汽车则是非常辛苦的事情，最多每隔2小时要有一次停车后的下车行走休息时间。

"休闲"的要点：

酗酒害脊柱，小酌才养身；
娱乐不误眠，运动先热身；
出门带枕头，坐车常挺身；
作息保规律，疾病不缠身。

7 不同人群的脊柱保健

正常人的脊柱保养问题是一个既简单又复杂的问题。由于脊柱疾病各个年龄段都可能发生、各种职业都不能幸免，所以，日常保健也不能一概而论。作者根据多年的临床经验，在本章节概要介绍不同人群的脊柱相关基本特征，并相应地给予一些脊柱保健的建议。

年龄划分

脊柱在不同的年龄段有不同的特点，根据这些特点我们需要采取不同的保健措施。

1. 幼儿

学龄前阶段是脊柱发育的重要时期，从学会站立到开始学走路，脊柱逐渐完成了结构发育的特征性阶段。最为主要的特征就是生理曲度的建立，包括向前的颈曲、向后的胸曲、向前的腰曲、向后的骶曲。在这些曲度建立的过程中，脊柱的异常曲度（曲度反向或侧弯）也容易出现。在此阶段，家长要善于观察，及早发现异常曲度（主要是侧弯）。此时纠正办法比较多，相对容易。具体可以在给孩子洗澡时做比较详细的观察：头颈有否歪斜？双肩有否高低不一致？胸廓或肩胛骨双侧是否不对称？再用手指中指指腹沿脊柱的后缘棘突尖向下一节节检查是否在一条直线上？还可以让孩子向前弯腰，从后面观察两侧胸背后面的高度是否一致（图5-42）？如果出现不对称、不一致等现象，很可能是特发性脊柱侧弯的前兆。

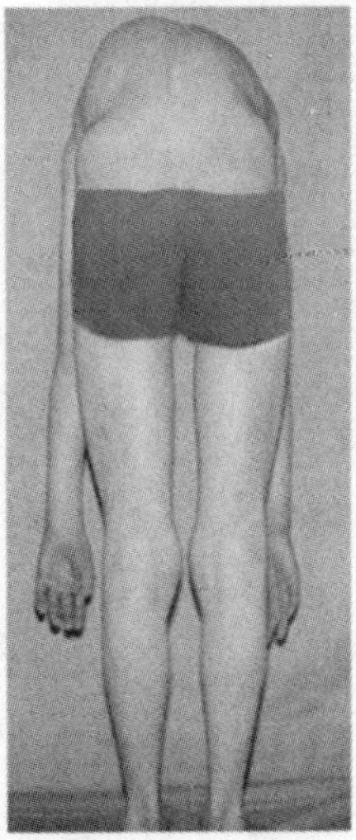

令患儿前屈可见两侧背部高度不一

图5-42 检查脊柱侧弯

保健要点：自然成长，注意异常。

2. 少年

学龄后至高中毕业仍然是脊柱发育的重要时期，需非常注意良好姿态的培养，包括坐、卧、立、行基本姿态的习惯养成。尤其在小学三四年级之前，一定要经常检查脊柱是否发生侧弯的情况（方法同上），及早发现、尽早治疗是非常重要的。还要注意一个问题，由于现在的中小学生课业负担很重，经常伏案学习很长时间，非常容易很早就出现颈椎和腰椎疾病。其表现与成年人有所不同，其中颈椎问题大多没有明显的损伤史，只有疲劳姿态病史，有的孩子可能只是说经常头痛、有点晕，或者说"脖子有点累"等，此时要想到可能是颈椎关节的问题。腰椎问题则大多与运动损伤有关，要特别注意可能出现腰椎间盘突出的问题。少年型腰椎间盘突出症已经不是罕见疾病了。

保健要点：纠偏扶正，早期调整。

3. 青年

从脊柱退变角度讲，18~35岁这个阶段应该属于青年人群。青年人群要经历很多社会角色的转变，包括升学、就业、婚嫁、孕产（女性）等。学习工作负担逐渐增加，户外高危活动也比较多，心理压力很大，非常容易出现意外损伤和疲劳损伤。此阶段是脊柱力学急性紊乱的高发年龄段。

保健要点：习作规律，运动休闲。

4. 中年

大约35~65岁，人类的脊柱将处于急性损伤和慢性劳损的高峰阶段，尤其是椎间盘的退变问题突显。其中纤维环由于历经几十年的磨损，形成许多劳损性破坏，而髓核弹性却没有明显的减少（研究表明，在55岁以前髓核水分的减少不会超过10%）。就好像时值暮年的老马仍然搭载着壮年时的负荷，很容易被累垮的。许多医生都曾经做过统计，这个年龄段仅正常人腰椎间盘突出的情况就可达20%左右。所以，临床医生认为，35~55岁是椎间盘问题的高发年龄。

保健要点：珍爱自己，忙里偷闲。

5. 老年

过了65岁以后，髓核水分迅速减少，很快出现髓核退变与纤维环退变的重新平衡，出现椎间盘突出的问题反而少了。但是，由于椎间盘及韧带组织的纤维化和钙化，整个脊柱的脆性增加，椎体压缩性骨折的危险性大幅增加。所以，老年患者经常会因为很小的一次跌倒、甚或稍微剧烈的运动而出现胸腰椎的椎体骨折。另外，老年患者的急慢性性关节问题也很常见。由于骨质结构的严重退变，诸如椎管狭窄、腰椎滑脱、退变性关节紊乱症等疾病也会频繁发生。随着中国社会加速进入老龄化，老年脊柱损伤患者的比例也逐年升高。

从当前的情况来看，老年人群是一组最热衷于保健的人群，但对于脊柱保健却没有给予足够的重视。比起其他慢性疾病，老年人自己对脊柱疾病的重视程度也不够。目前，几乎所有的关于老龄人群的运动健身方案大多是针对心脑血管等疾病设计的，虽然有一些运动与脊柱保健并不矛盾，但是，还应该注重几个问题。

（1）间断运动，"少时多餐"：有许多老年人每天运动主要以晨练为主，经常达到2个小时左右。一般来讲，可以将晨练活动分为3～4个时段，在一天之中的不同时间来完成。一般每个时段最多1小时，最少15～30分钟。这样的好处是避免关节比较长时间地处于运动疲劳或僵硬休息状态，有利于关节的劳逸结合。

（2）控制运动强度：对老年人来讲，关节运动极限会有一定程度的下降，尽量不要勉为其难。有一些长期练功的老人，关节韧带张力比较强，可能会达到年轻人都不能比拟的程度，但这不是所有老年人都可以做到的。根据日常生活需要来设定自己的运动量甚为重要。这里提倡选择健身性体育活动，但要慎重选择竞技体育活动。各种球类（包括保龄球、网球、高尔夫球）等大运动量的训练要十分小心，毕竟骨质相对疏松，韧带张力不如年轻人。

（3）减少制动，增加活力：许多老年人先从精神上开始"认老"，并选择书法、绘画等平心静气的自娱项目，"修心养性"。但静多动少，反而出现了许多脊柱问题。伏案书画等坐位状态会给脊柱结构带来许多疲劳负荷，这一点前面已经提到过了，更何况是一个退变程度比较严重的脊柱。

保健要点：少食多动，运动适度。

性别划分

男女性别因素也决定了脊柱退变损伤的某些特点。

1. 男性

一般来讲，男性体力工作者较多，风险因素多，外伤意外比较常见。

保健要点：珍重自己，平安大家。

2. 女性

女性家务负担相对较重，一生中体形改变次数比较多，无论是乳房发育、怀孕、生育、哺乳都可能给脊柱曲度及躯体形态带来数次较大的改变（图5-43），这将使女性比较容易产生脊柱慢性劳损等力学问题。但是，应该明确的是，人类的适应能力足以应对各种躯体力学改变。只要积极应对，心态平和，相对注意，同样可以减少损伤机会。

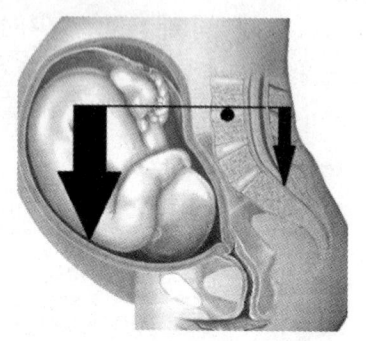

图5-43 怀孕对脊柱力线产生影响

保健要点：顺其自然，主动防范。

职业划分

成年人的不同职业特点会对脊柱产生许多不同的影响，大致分成如下两大类。

1. 坐位人群

坐位人群分为劳作阶层和权贵阶层两类。

（1）劳作阶层：如司机、财会人员、公司文员、流水线坐位工人、裁缝等必须坐位工作的职业人员。由于长期坐位伏案工作，导致腰椎曲度发生异常改变，脊柱协调灵活能力下降，最后导致腰椎病。

保健要点：工间舒展，业余常动。

（2）权贵阶层：如政府要员、企业首脑等权势人物。该阶层仍然属于长期坐位工作者，与上述劳作阶层的发病原理是一致的。但这些人群由于工作需要，经常会有视察、旅行、开会、应酬等频繁活动，生活极不规律，容易造成脊柱顺应性适应能力的下降，脊柱抗负荷本能逐渐减退。

保健要点：忙里偷闲，生活规律。

2. 运动人群

（1）大载荷人群：重体力工作者，包括运动员、农民、建筑工人等。工作特点是工作强度大、四肢及脊柱运动频繁、负荷高，容易导致意外损伤。

保健要点：力所能及，注意热身。

（2）特职人群：某些特殊的行业人员，如牙医、理发师、油漆工、小提琴手、乒乓球和羽毛球运动员等，他们的共同特点是固定某种姿态或固定使用某一侧肢体，从而造成脊柱负荷不均衡，容易受到疲劳损伤或不协调运动损伤。

保健要点：姿态常变，劳逸结合。

综上所述，几乎所有人群、所有年龄段都可成为脊柱劳损与退变性疾病的高发人群，只是各自特点不同罢了，这足以引起我们对该类疾病的重视，对脊柱保健的重视。上面提到的保健要点只是针对某类人群的概括提示，还应该结合前面提到的各种健身要素来确立不同个体的具体保健措施。

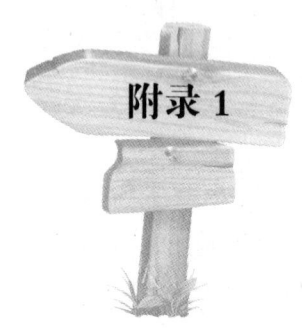

附录 1 腰椎病患者的运动处方及注意事项

1. 急性症状期

急性症状期为损伤后局部和/或神经根炎性水肿阶段。

（1）卧床休息：尽量卧床（床具选择见第 53 页）休息，且需选择避免疼痛的体位（图 5-1）。

（2）床上运动：在不引起疼痛的情况下，可做下肢交替屈伸活动（图 5-4）。

（3）上下床：床较高时（如病房的病床），可以使用"滚床"法上下床（图 5-3），但较低的床直接坐位后缓慢侧卧即可。

（4）支撑行走：借助专用设备或两把椅子做行走训练（图 5-5，图 5-6）。

（5）如厕：使用坐便或使用带支撑扶手的马桶，起坐时可以助力。

（6）戴硬腰围方法：除了在床上休息以外，其他任何活动都要戴腰围。

（7）坐位训练：若不会诱发疼痛，可以坐位吃饭。但只能"顶坐"（图 5-8），时间一般不超过 10 分钟。

2. 亚急性症状期

亚急性症状期，即急性水肿初步缓解后的炎性阶段。

（1）卧床休息：不必整天卧床（图5-1），床具选择参见第53、124页，可利用如厕时间适度行走活动。

（2）床上运动：规律练习卧位下肢屈伸活动（图5-4）。

（3）支撑行走：仍可借助设备做支撑行走训练（图5-5，图5-6），但也可以适度摆脱支撑设备行走。

（4）如厕：仍需使用坐便或带支撑扶手的马桶，起坐谨慎小心。

（5）戴硬腰围方法：室内活动不必戴腰围。

（6）坐位训练：适度延长坐位训练时间（顶坐，图5-8），一般15～20分钟。若未达到时限就出现疼痛，则起身停止。但即便坐位无痛也不能超过30分钟。最好使用扶手椅，方便起立时双手支撑保护。

3. 慢性症状期

慢性症状期为痉挛性疼痛缓解后的慢性炎症阶段。

（1）卧床休息：不必整天卧床（图5-1，床具选择参见第53页），可利用如厕时间适度行走活动。

（2）床上运动：规律练习卧位下肢屈伸活动（图5-4）。

（3）行走训练：仍可借助设备做支撑行走训练（图5-6），但也可以适度摆脱支撑设备行走。

（4）如厕：仍需使用坐便或使用带支撑扶手的马桶，起坐时需谨慎小心。

（5）戴硬腰围方法：一般活动都不必戴腰围，但坐车或坐飞机仍需戴腰围。

（6）坐位训练：坐位时间一般不超过半小时（顶坐，图5-8）。每天坐位训练不超过3次。

4. 康复初期

康复初期慢性炎症基本消失，但软组织弹性尚未恢复。

（1）卧床休息：正常起居，白天尽量不卧床（床具选择见第53页），卧床时不必追求平卧，自我感觉舒适或不痛即可。

（2）行走训练：每次行走20～30分钟，每日3～4次。特殊情况（如伴有髋、膝疾病）仍可借助设备做支撑行走训练（图5-6）。

（3）如厕：仍需使用坐便或带支撑扶手的马桶，起坐谨慎小心。

（4）戴硬腰围方法：一般活动都不必戴腰围，但坐车（路况不好时）或坐飞机（起降及气流颠簸时）仍需戴腰围。

（5）坐位训练：虽然不能久坐，但时间可以逐步延长，从30分钟逐渐增加到1小时。每天坐位尽量不超过3次，每次时间最多不超过2小时。

5. 康复中期

此阶段慢性炎症消失，但关节耐疲劳能力和协调应变能力尚未恢复。

（1）卧床休息：正常起居，白天一般不必卧床休息（床具选择见第53页），卧床姿态舒适即可。

（2）行走训练：每次至少行走2次，每次至少30分钟。但最多不超过1小时。

（3）如厕注意：仍需使用坐便或带支撑扶手的马桶，起坐谨慎小心。

（4）戴硬腰围方法：只有坐车路况不好时或坐飞机起降及气流颠簸时需戴腰围。

（5）坐位训练：逐渐可增加到每次 1～2 小时。每天坐位总时长尽量不超过 4～6 小时。

（6）协调运动训练：参见"借助运动器械训练"中（1）（4）（5）（109 页）或"弹力带训练"（112 页）。

6. 康复后期

在康复后期，关节功能尚需进一步完善。

（1）正常起居，但坐具和床具选择仍需注意；如厕尽量使用坐便。

（2）局部运动：保持半俯卧撑或半燕飞运动习惯（图 5-18，图 5-19）。

（3）全身运动：相对固定和规律地选择无载荷的全身活动，也包括康复中期的力量训练。（见第 5 章"康复后期的康复原则"，第 93 页）

（4）戴硬腰围方法：只有坐车路况不好时或坐飞机起降及气流颠簸时需戴腰围。

（5）坐位训练：仍需注意不能久坐，每次最多不超过 2 小时。

（6）注意生活工作的规律性和运动的规律性。尽量避免出现意外损伤。

7. 亚健康状态

患者复原后和大部分正常人一样，多属于脊柱亚健康人群。

（1）仍需遵循上述"康复后期的康复原则"的生活起居和训练

原则。

（2）力量训练：可以适当增加力量训练，具体可参见"借助运动器械训练"和"弹力带训练"。力量训练3个月以后，如无特别不适，患者可恢复瑜伽训练。但瑜伽训练时要特别注意热身并量力而行，切忌过度牵拉动作。

（3）对于大病初愈的患者，增加运动训练需要遵守循序渐进的原则，可以参考第5章"阶梯训练的原则及方法"（第117页）。

8. 不对称训练

部分患者因疼痛造成躯干畸形，可按医嘱选择下述的不对称训练。

（1）患侧盆带肌群（髋及臀部痛）损伤："单侧抱膝"和/或"单侧压膝"训练（图5-23）。

（2）患侧无力：单侧"单足站立"（图5-25）。

（3）脊柱痛性侧弯伴有骨盆倾斜和疼痛（骨盆倾斜为主）：坐位"单侧垫臀"（图5-17）。

（4）脊柱痛性侧弯伴有骨盆倾斜和疼痛（脊柱侧弯为主）："自重牵引"（图5-14）。

（5）脊柱代偿性侧弯伴有骨盆倾斜："矫形鞋行走"训练（图5-16）。

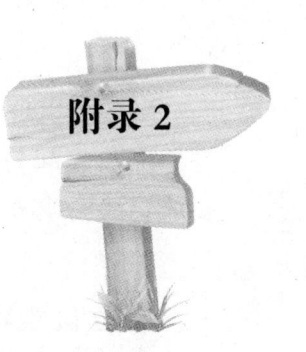

附录 2
临床观察与记录

患者的临床观察十分重要,尤其对各种运动训练或疼痛姿态的观察直接关系到专科医生对病情或康复原则的判断。观察应从以下几方面进行。

1. 卧床观察

(1)卧具与疼痛的关系:睡普通席梦思床痛、加强席梦思床痛,还是卧硬板床痛?

(2)睡眠时间与疼痛的关系:睡眠时是否有疼痛?入睡时还是入睡几小时后痛?

(3)睡姿与疼痛的关系:平卧痛,还是侧卧痛?

(4)起床与疼痛:是否出现晨僵或晨痛(起床时有僵硬或疼痛感觉)?行走或活动多久可以消失或改善?

2. 坐位观察

(1)坐具与疼痛的关系:坐车痛?坐靠背椅痛?坐凳子痛?坐沙发痛?如厕坐便痛?如厕蹲便痛?

(2)坐位时间与疼痛的关系:是否有疼痛?刚坐时还是久坐出

现？坐多久出现？

（3）坐起与疼痛的关系：坐位起立时是否出现僵硬或疼痛？行走多久会消失或改善？

3. 立位观察

立位时间与疼痛的关系：是否有疼痛？刚站立即痛？久立痛？久立多久痛？

4. 行走观察

行走多长时间（几分钟）出现疼痛？若刚走时疼痛，行走后可缓解或减轻，记录疼痛缓解或消失所需要的时间（几分钟）？

5. 各种训练的观察

（1）无论何种局部运动训练（如慢骑马、半俯卧撑、半燕飞、抱膝或压膝等训练），在训练过程中允许出现局部或远端的牵拉或微痛感觉，但在训练完成后的5～10分钟内这些感觉必须消失，消失后反而有舒适感。

（2）无论何种全身运动或力量训练（如健身操、游泳、器械训练等），运动中不应出现疼痛感觉，运动后可以出现略微的疲劳感，但疲劳感不能持续超过2小时。

结　语

　　从脊柱相关性腰椎病的广泛性和对国民经济和个人健康带来的影响来看，说它是一件关系到民生及国家社稷的大事并不夸张。作为一名长期从事脊柱损伤退变性疾病治疗的专科医生，真心希望每一位朋友都能够十分清醒地意识到这一点。

　　虽然从根本意义上讲，人类脊柱进化的滞后是腰椎病等脊柱问题的关键，但现代人类并不能袖手等待脊柱进化到完美无缺的那一天。尽管我们的行动永远都不算晚，但还是赶早为好。

参考文献

1. 冯天有. 中西医结合治疗软组织损伤［M］. 北京：人民卫生出版社，1977：20-21.
2. 贾连顺，李家顺. 脊柱外科临床手册［M］. 上海：第二军医大学出版社，1998：277-289.
3. 李宏，李淳德. 腰椎间盘突出症合并足下垂的外科治疗［J］. 中国脊柱脊髓杂志，2006，16（4）：124-126.
4. 刘润田. 脊柱外科学［M］. 天津：天津科学技术出版社，1981：3-4.
5. 邵宣，许兢斌. 实用颈腰背痛学［M］. 北京：人民军医出版社，1992：410.
6. 宋献文. 中医推拿治疗腰椎间盘突出症疗效分析和治疗机制的研究［J］. 天津医药杂志（骨科副刊），1995，3（4）：19-21.
7. 王福根. 牵扳手法治疗腰椎间盘突出症——附42例临床分析［J］. 中国中医骨伤科杂志，1988（3）：34-35.
8. 张显崧，章莹，汪青春，等. 腰椎旋转手法治疗腰椎间盘突出症的机理（用20例MR成像分析）［J］. 中医正骨，1993，3（3）：5-7.
9. 赵平，冯天有. 椎体位移与腰椎间盘突出症［J］. 中国中医骨伤科，1993，1（1）：21-24.
10. 赵平，田青. 经验医学与腰椎间盘突出症的认知史［J］. 医学与哲学，2009，30（2）：77-80.
11. 赵平，田青. 如何走出瓶颈？——我国中医及中西医结合发展之路的反思［J］. 医学与哲学，2003，24（9）：61-63.

12. Cleland JA, Fritz JM, Kulig K, et al. Comparison of the Effectiveness of Three Manual Physical Therapy Techniques in a Subgroup of Patients With Low Back Pain Who Satisfy a Clinical Prediction Rule: A Randomized Clinical Trial [J]. Spine, 2009, 34 (25): 2720-2729.

13. Delauche C, Budet C, Laredo JD, et al.Lumbar disc herniation. Computed tomography scan changes after conservative treatment of nerve root compression [J]. Spine, 1992, 17 (8): 927-933.

14. Deyo RA, Tsui Wu YJ. Descriptive epidemiology of low back pain and its related medical care in the United States [J]. Spine, 1987, 12: 264-268.

15. Franklin DW, Laura SP, Mark EL.Central Causes of Foot Drop: Rare and Underappreciated Differential Diagnoses [J]. J Spinal Cord Med, 2007, 30 (1): 62-66.

16. Gregory PG. Mobilisation of the spine [M]. 5th ed. Churchil Livingstone, 1991: 237-239.

17. Herzog W. The biomechanics of spinal manipulation [J]. J Bodyw Mov Ther, 2010, 14 (3): 280-286.

18. Komori H, Okawa A, Haro H, et al. Contrast-enhanced magnetic resonance imaging in conservative management of lumbar disc herniation [J]. Spine, 1998, 23 (1): 67-73.

19. Lee MJ, Cassinelli EH, Riew KD.Prevalence of cervical spine stenosis. Anatomic study in cadavers [J]. J Bone Joint Surg Am.2007, 89 (2): 376-380.

20. Leonard B. Communication is key to employee benefits program- HR Agenda: Benefits [J]. HR Magazine, 1994 (1): 45-47.

21. Maitland GD. Vertebral Manipulation [M]. 5th ed. London:Butterworth & Co. Ltd, 1986: 279.

22. Nachemson A, Elfstrom G. Intravital dynamic pressure measurements in lumbar discs: A study of common movements, maneuvers and exercises [J]. Scand J Rehabil Med, 1970, Suppl 1: 1-40.

23. Nachemson A.The influence of spinal movements on the lumbar intradiscal pressure and on the tensile stresses in the annulus fibrosis [J]. Acta Orthop Scand,

1963, 33: 183-207.

24. Pickar JG, McLain RF. Responses of mechanosensitive afferents to manipulation of the lumbar facet in the cat [J]. Spine, 1995, 20 (22): 2379-2385.

25. Powell FC, Hanigan WC, Olivero WC. A risk/benefit analysis of spinal manipulation therapy for relief of lumbar or cervical pain [J]. Neurosurgery, 1993, 33: 73-78.

26. Rothhaupt D, Ziegler H, Laser T. Orthopedic hippotherapy-new methods in treatment of segmental instabilities of the lumbar spine [J]. Wien Med Wochenschr, 1997,147 (22): 504-508.

27. Taylor H, Curran NM. The Nuprin pain report [M]. New York: Louis Harris and Associates, 1985: 234-236.

28. Ward KO, James W, Singleton MV, et al. Validation of DNA-Based Prognostic Testing to Predict Spinal Curve Progression in Adolescent Idiopathic Scoliosis[J]. Spine, 2010, 35 (25): 1455-1464.

29. Zhao P, Feng T Y. The clinical significance of the protruded nucleus puloposus in the patient with lumbar intervertebral disc herniation-A correlation study of CT, radiography and quantified physical signs on 62 nonoperatively treated cases [J]. J Manipulative Physiol Ther, 1996, 19 (6): 391-394.

30. Zhao P. Correlation Study on Infrared Thermography and Nerve Root Signs in Lumbar intervertebral Disk Herniation Patients [J]. J Manipulative Physiol Ther, 1993, 16 (3): 150-154.

图题索引

第1章
图 1-1　远古的恐龙脊椎和当代爬行动物（马）的脊椎比较 / 2
图 1-2　人类与大猩猩骨骼比较 / 2
图 1-3　我们到底应该推开哪扇门 / 6
图 1-4　两种不同的阅读流程 / 8

第2章
图 2-1　两个椎节组成腰椎关节的基本要素 / 12
图 2-2　腰椎肌肉与韧带 / 13
图 2-3　脊柱退变的历程 / 14
图 2-4　急慢性损伤性刺激导致腰背痛的示意图 / 15
图 2-5　腰椎后关节与周围软组织损伤的关系 / 15
图 2-6　腰椎滑脱伴有峡部裂 / 17
图 2-7　腰椎斜板方法 / 19
图 2-8　椎节与相应的脊髓节段的位置对应关系图 / 22
图 2-9　腰骶神经后支 / 22
图 2-10　腰骶区域肌肉及神经丛 / 23
图 2-11　许莫氏结节 / 25
图 2-12　髓核既可以向后突出也可以向前突出 / 25
图 2-13　腰椎间盘突出症继发生物力学紊乱 / 26
图 2-14　腰椎CT片比较 / 28
图 2-15　退变性椎管狭窄的发展与代偿 / 29
图 2-16　椎管狭窄与"牛角（或羊角）征" / 29

图 2-17　腰椎滑脱 / 30
图 2-18　腰椎滑脱伴相应后关节紊乱 / 31
图 2-19　臀上皮神经"入臀点"示意图 / 32
图 2-20　梨状肌与神经干的关系 / 33
图 2-21　腰三横突较长，容易承受较大扭力负荷 / 34
图 2-22　退变后的椎节运动由原先的弧形环转形式（1）变成了滑移错动形式（2）/ 36
图 2-23　膀胱反射过程中的括约肌功能受马尾神经中的骶神经支配 / 41
图 2-24　无症状的"中央型腰椎间盘突出"/ 42
图 2-25　腓总神经从腰骶神经发出，沿着坐骨神经走行到膝关节前，支配小腿前的肌肉 / 46

第 3 章

图 3-1　针刺治疗 / 54
图 3-2　艾灸治疗 / 54
图 3-3　不同类型的小针刀 / 55
图 3-4　常见腰椎封闭点示意图 / 56
图 3-5　64 岁妇女的腰椎片 / 58
图 3-6　牵引图 / 60
图 3-7　倒挂牵引 / 60
图 3-8　椎关节松动术 / 62
图 3-9　腰椎关节调整 / 62
图 3-10　软组织手法 / 63
图 3-11　麻醉下腰椎关节调整术 / 64

第 4 章

图 4-1　脊柱各个区域椎体与间盘高度的比例 / 67
图 4-2　骶椎腰化 / 69
图 4-3　突出髓核的代偿 / 78
图 4-4　突出髓核的失代偿 / 79

图题索引

第 5 章

图 5-1　下肢伸直的仰卧位容易导致腰背肌紧张加剧，诱发或加重症状 / 86
图 5-2　平卧时膝关节下面垫上一个膝枕，可以减轻腰椎关节紧张刺激 / 87
图 5-3　"俯卧翻滚式"上下床。按照（1）~（3）步骤上床；下床步骤与上床步骤相反 / 87
图 5-4　床上下肢屈曲运动有利于早期康复 / 88
图 5-5　简易支撑行走：撑着椅子背原地踏步 / 88
图 5-6　利用学步车的"支撑走"（减重行走）训练 / 88
图 5-7　下肢瘫痪患者康复训练使用的减重行走器械 / 90
图 5-8　尽量坐靠背椅，腰部最好加靠垫（箭头）/ 91
图 5-9　水中跑步机 / 95
图 5-10　"慢骑马"运动 / 96
图 5-11　骑马运动 / 96
图 5-12　加强"慢骑马"运动 / 97
图 5-13　极限后伸展弯腰运动 / 98
图 5-14　自重牵引 / 100
图 5-15　弯腰压腹训练 / 101
图 5-16　患者垫矫形鞋后脊柱侧弯和骨盆倾斜被纠正 / 102
图 5-17　坐位垫臀训练 / 102
图 5-18　根据腰背部紧张感觉而选择不同背伸角度 / 103
图 5-19　"半燕飞"示意图：仅上身抬起下半身不动 / 104
图 5-20　背部肌群牵张训练 / 105
图 5-21　痛侧屈曲抱膝训练 / 105
图 5-22　腰背肌牵张训练 / 106
图 5-23　盆带肌群训练 / 107
图 5-24　坐位抬腿训练 / 108
图 5-25　单足站立训练 / 109
图 5-26　固定自行车及户外简易版 / 110
图 5-27　划船器及户外简易版 / 110
图 5-28　背肌牵拉器及户外简易版 / 110

151

图 5-29　推举器及户外简易版 / 110
图 5-30　腹肌训练 / 111
图 5-31　健身椭圆机及户外简易版 / 112
图 5-32　弹力带简易训练操 / 113
图 5-33　理想的脊柱 / 121
图 5-34　代偿的脊柱 / 121
图 5-35　颈椎运动幅度 / 122
图 5-36　腰椎活动幅度 / 123
图 5-37　松弛坐姿 / 125
图 5-38　紧张坐姿 / 125
图 5-39　松弛立姿影响脊柱力线 / 127
图 5-40　紧张立姿 / 127
图 5-41　支撑走 / 129
图 5-42　检查脊柱侧弯 / 133
图 5-43　怀孕对脊柱力线产生影响 / 136